中医经典文库

医学启源

金·张元素　著

郑洪新　校注

中国中医药出版社

·北　京·

图书在版编目（CIP）数据

医学启源 /（金）张元素著；郑洪新校注. —北京：中国中医药出版社，2007. 6（2025.10重印）
（中医经典文库）
ISBN 978-7-80231-204-3

Ⅰ. 医… Ⅱ. ①张… ②郑… Ⅲ. 医论 Ⅳ. R2-53

中国版本图书馆CIP数据核字（2007）第066251号

中国中医药出版社出版
北京经济技术开发区科创十三街 31 号院二区 8 号楼
邮政编码 100176
传真 010-64405721
廊坊市佳艺印务有限公司印刷
各地新华书店经销

开本 850 × 1168 1/32 印张 4.25 字数 70 千字
2007年6月第1版 2025年10月第13次印刷
书号 ISBN 978-7-80231-204-3

定价 15.00元
网址 www.cptcm.com

服务热线 010-64405510
购书热线 010-89535836
维权打假 010-64405753

微信服务号 zgzyycbs
微商城网址 https://kdt.im/LIdUGr
官方微博 http://e.weibo.com/cptcm
天猫旗舰店网址 https://zgzyycbs.tmall.com

如有印装质量问题请与本社出版部联系（010-64405510）

前　言

中华医药源远流长，中医药理论博大精深，学说纷呈，流派林立，要想真正理解、弄懂、掌握和运用她，博览、熟读历代经典医籍，深入钻研，精思敏悟是必经之路。古往今来，凡是名医大家，无不是在熟读精研古籍名著，继承前人宝贵经验的基础上，厚积薄发、由博返约而成为一代宗师的。

故此，老一辈中医药专家都在各种场合呼吁“要加强经典学习”；“经典是基础，传承是关键”。国家有关行政部门也非常重视，在《国家中长期科学和技术发展规划纲要(2006～2020)》中就明确将“中医药传承与创新”确立为中医药领域的优先主题，国家中医药管理局启动了“优秀中医临床人才研修项目”，提出了“读经典，做临床”的口号。我们推出这套《中医经典文库》，也正是为了给广大中医学子阅读中医经典提供一套系统、精良、权威，经得起时代检验的范本，以倡导研读中医经典之风气，引领中医学子读经典、用经典，为提高中医理论和临床水平打牢根基。

本套丛书具有以下特点：①书目权威：丛书书目先由全国中医各学科的学科带头人、一流专家组成的专家指导委员会论证、筛选，然后经专家顾问委员会审核、确定，均为中医各学科学术性强、实用价值高，并被历代医家推崇的代表性著作，具有很强的权威性；②版本精善：在现存版本中精选其中的最善者作为底本，让读者读到最好的版本；③校勘严谨：聘请具有深厚中医药理论功底、熟谙中医古籍文献整理的专家、学者精勘细校，最大限度地还原古籍的真实面貌，确保点校的高质量。

在丛书出版之际，我们由衷地感谢邓铁涛、朱良春、李经纬、余瀛鳌等顾问委员会的著名老中医、老专家，他们不顾年迈，热情指点，让我们真切感受到老一辈中医药工作者对中医药事业的拳拳挚爱之心；我们还要感谢专家指导委员会的各位专家和直接参与点校整理的专家，他们不辞辛苦，兢兢业业，一丝不苟，让我们充分领略到中医专家的学者风范。这些都将激励我们更加努力，不断进取，为中医药事业的发展贡献出更多无愧于时代的好作品。

中国中医药出版社

2007 年 1 月

内容提要

《医学启源》为金·张元素所著。张元素，字洁古，生卒年不详，易州（今河北易县）人。

《医学启源》辑录了张元素对六气理论的系统论述，阐发了六气病机、六气主治要法、六气治疗处方和六气治疗用药，并以药物气味厚薄的升降浮沉为纲指导遣药制方。其首创的药物归经与引经报使理论对后世影响极大，至今仍在临床广泛应用。

本书为简化字、横排本，可供中医药专业工作者以及学习和研究中医药人员阅读。

校注说明

《医学启源》采用任应秋点校1978年人民卫生出版社铅印本。该点校本以明成化刊本（1472年）为底本，并据《中藏经》、《灵枢经》、《素问玄机原病式》、《宣明论方》、《汤液本草》等书仔细点校，又据元刻本进行补校而成。任应秋点校本《医学启源》为迄今为止最佳的版本。

校注具体方法：凡底本与校本有所不同，而文意均通者，一般不出校，均从底本；校本义长者，则出注说明。

全书使用简化字，中医学特殊用字则仍使用底本原字。版式为横排本，原文中的方位词“左”、“右”径改为“上”、“下”。

文中明显的错别字及常见的异体字、古今字、俗字、通假字，一律径改，不出注。

书中引据经文之处，凡文意通者，一般不出校，不作改动。引用书名，用书名号；引用篇名，则用引号。

对文中难懂、难读的语词，适当加以注释，以利阅读，但不出书证。

校注者

2007年4月

张元素传

《金史·本传》

张元素，字洁古，易州[①]人。八岁试童子举[②]。二十七试经义进士，犯庙讳[③]下第。乃去学医，无所知名。夜梦有人用大斧长凿，凿心开窍，纳书数卷于其中，自是洞彻其术。河间刘完素病伤寒八日，头痛脉紧，呕逆不食，不知所为。元素往候，完素面壁不顾，元素曰："何见待之卑如此哉。"既为诊脉，谓之曰脉病云云。曰："然。""初服某药，用某味乎？"曰："然。"元素曰："子误矣。某味性寒，下降走太阴，阳亡，汗不能出。今脉如此，当服某药则效矣。"完素大服，如其言遂愈。元素自此显名。

元素治病不用古方，其说曰："运气不齐，古今异轨，古方新病不相能也。"自为家法[④]云。

---

① 易州：地名。今河北省易县。

② 童子举：为13岁以下者所设的童试。

③ 庙讳：古时有不直称君主或尊长名字的"避讳"习惯。庙讳，即避讳使用已故皇帝之名。

④ 家法：一家之言。

目　录

① 母血：原书目录作“戊火”，而正文作“母血”，据正文改。
② 父气：原书目录作“亥火”，而正文作“父气”，据正文改。

---

① （一）风……（六）寒水：原书目录中有“（一）风（凡十二方），（二）暑热（凡十方），（三）湿土（凡九方），（四）火（凡十方），（五）燥（凡十方），（六）寒水（凡十一方）”文字，但正文题目中均未见“（凡×方）”文字，据正文改。

卷之上

一、天地六位脏象图

天地六位脏象之图					
属上二位天	太　虚	金 金火合德	燥金主清	肺上焦象天	下络 大肠
属	天　面	火	君火主热	心包络	下络 小肠
属中二位人	风云之路	木 木火合德	风木主温	肝中焦象人	下络 胆经
属	万物之路	火	相火主极热	胆	
属下二位地	地　面	土 土水合德	湿土主凉	脾下焦象地	下络胃
属	黄　泉	水	寒水主寒	肾	旁络 膀胱

二、手足阴阳

（一）手足三阴三阳

注云：肝、心、脾、肺、肾，皆属阴，五脏也。胆、胃、三焦、膀胱、大肠、小肠，皆属阳，六腑也。分而言之，手足皆有三阴三阳是也。

（二）手三阴三阳

肺寅燥金手太阴，大肠卯燥金手阳明；心午君心手少阴，小肠未君火手太阳；包络戌相火手厥阴，三焦亥相火手少阳。

（三）足三阴三阳

胃辰湿土足阳明，脾巳湿土足太阴；膀胱申寒水足太阳，肾酉寒水足少阴；胆子风木足少阳，肝丑风木足厥阴[①]。

歌　曰

手经太阳属小肠，膀胱经属足太阳；

① 肺寅燥金手太阴……肝丑风木足厥阴：十二地支包括子、丑、寅、卯、辰、巳、午、未、申、酉、戌、亥。本书将十二地支配属五行，子、丑属木，寅、卯属金，辰、巳属土，午、未、戌、亥属火，申、酉属水。根据五运六气学说，以十二地支并风木、君火、相火、湿土、燥金、寒水，合手足三阴三阳十二经脉及其所属脏腑，则有如上文。

肝足厥阴手包络，胃足阳明手大肠；
胆属少阳足经寻，三焦手内少阳临；
脾足太阴手经肺，肾足少阴手是心。

三、五脏六腑，除心包络十一经脉证法

夫人有五脏六腑，虚实寒热，生死逆顺，皆见形证脉气，若非诊切，无由识也。虚则补之，实则泻之，寒则温之，热则凉之，不虚不实，以经调之，此乃良医之大法也。

（一）肝之经，肝脉本部在于筋，足厥阴，风，乙木也

经曰：肝与胆为表里，足厥阴少阳也。其经王于春，乃万物之始生也。其气软而弱，软则不可汗，弱则不可下。其脉弦长曰平，反此曰病。脉实而弦，此为太过，病在外，令人忘忽眩运；虚而微，则为不及，病在内，令人胸胁胀满。凡肝实则两胁下引痛，喜怒；虚则如人将捕之。其气逆则头痛、耳聋、颊赤，其脉沉而急，浮之亦然，主胁支满，小便难，头痛眼眩。脉急甚主恶言，微急气在胸胁下。缓甚则呕逆，微缓水痹。大甚内痈吐血，微大筋痹。小甚多饮，微小痹。滑甚㿗疝[1]，微滑遗尿。涩甚流饮，

① 㿗疝：古病名。㿗，音颓。㿗疝，阴囊肿硬重坠，如升如斗，麻木不知痛痒。

微涩疝挛。肝之积气在左胁下，久而不去，发为咳逆，或为痎疟[①]也。虚梦花草茸茸，实梦山林茂盛。肝病旦慧、晚甚、夜静。肝病头痛目眩，胁满囊缩，小便不通，十日死。又身热恶寒，四肢不举，其脉当弦而急；反短涩者，乃金克木也，死不治。又肝中寒，则两臂不举，舌燥，多太息，胸中痛，不能转侧，其脉左关上迟而涩者是也。肝中热，则喘满多嗔，目痛，腹胀不嗜食，所作不定，梦中惊悸，眼赤，视物不明，其脉左关阳实者是也。肝虚冷，则胁下坚痛，目盲臂痛，发寒热如疟状，不欲食，妇人则月水不来，气急，其脉左关上沉而弱者是也。此寒热虚实，生死逆顺之法也。

《主治备要》云：是动则病腰痛，甚则不可俯仰，丈夫㿉疝，妇人小腹肿，甚则嗌干，面尘脱色，主肝所生病者，胸中呕逆，飧泄狐疝，遗溺闭癃病。肝苦急，急食甘以缓之，甘草。肝欲散者，急食辛以散之，川芎。补以细辛之辛，泻以白芍药之酸。肝虚，以陈皮、生姜之类补之。经曰：虚则补其母。水能生木，水乃肝之母也。苦以补肾，熟地黄、黄柏是也。如无他证，惟不足，钱氏[②]地黄丸补之。实则芍药泻之，如无他证，钱氏泻青丸主之，实则泻其子，心乃肝之子，以甘草泻之。

---

① 痎疟：疟疾。痎，音阶。《说文·疒部》："痎，二日一发疟也"。
② 钱氏：指宋代《小儿药证直诀》的作者钱乙。下同。

（二）胆之经，足少阳，风，甲木

经曰：胆者，中清之腑也，号曰将军，决断出焉。能喜怒刚柔，与肝为表里也，足少阳是其经也。虚则伤寒，恐畏头眩，不能独卧；实则伤热，惊悸，精神不守，卧起不定，玄水发，其根在胆。又肝咳不已，则传邪入胆，呕青汁也。又胆有水，则从头肿至足也。胆病则善太息，口苦，吐宿汁，心中戚戚恐，如人将捕之，咽中介介然数唾。又睡卧则胁下痛，口苦，多太息。邪气客于胆，则梦斗讼，脉在左关上浮而得之者，是其部也。胆实热，则精神不守。胆热则多肿，胆冷则多眠。又左关上脉阳微者，胆虚；阳数者，胆实；阳虚者胆绝也。已[①]上皆虚实寒热，生死脉证之法也。

《主治备要》云：是动则病口苦，善太息，胸胁痛，不能转侧，甚则面微有尘，体无膏泽，足外反热，是为阳厥。是主胆所生病者，头痛颔肿，目锐眦痛，缺盆中肿痛，腋下肿，马刀挟瘿[②]，汗出振寒，疟，胸、肋、胁、髀、膝，外至胫、绝骨、外踝前及诸节皆痛。《脉诀》云：左关，肝与胆脉之所生也。先以轻手得之，是胆，属表；后以重手取之，是肝，属里也。肝合筋，肝

① 已：通“以”，下同。

② 马刀挟瘿：即瘰疬，多见于颈腋部淋巴结结核。生于腋下，形如马刀，故名“马刀”；生于颈旁，形如贯珠，名曰“挟瘿”。

脉循经而行。持脉指法，如十二菽之重，按至筋平，脉道如筝弦者，为弦；脉道迢迢者，为长。此弦长，乃肝家不病之状也。肝脉本部在筋，若出筋上，见于皮肤血脉之间者，是其浮也；入于筋下，见于骨上，是其沉也。临病细推之，举一知十之道也。

（三）心之经，心脉本部在于血，手少阴君，丁火也

经曰：心者，五脏之尊也，号帝王之称也。与小肠通为表里，神之所舍，又主于血，属火，旺于夏，手少阴太阳是其经也。凡夏脉钩，来盛去衰，故曰钩，反此者病。来盛去亦盛，为太过，病在外；来衰去亦衰，为不足，病在内。太过，令人身热而骨痛，口疮而舌焦引水；不及，令人躁烦，上为咳唾，下为气泄。其脉如循琅玕[①]，如连珠，曰平；来而啄啄连属，其中微曲，曰病；脉来前曲后倨，如操带钩，曰死。思虑过多则怵惕，怵惕则伤心，心伤则神失，神失则恐惧。又真心痛，手足寒而过节，则旦占夕死。又心有水气，身肿不得卧，烦躁。心中风，则吸吸发热，不能行立，饥而不能食，食则呕吐。夏心脉王，左手寸口浮大而散，曰平；反此则病。若沉而滑者，水“来”克火，十死不治。长而弦者，木来归子，不治自愈。缓而大者，土来

① 琅玕：美石。石而似珠。

入火，为微邪相干，无所害。心病则胸中痛，胁满胀，肩背臂膊皆痛；虚则多惊悸惕惕然无眠，胸腹及腰背引痛，喜悲。心积气久不去，则苦烦，心中痛。实则笑不休，梦火发；心气盛则梦喜笑及恐畏。邪气客于心，则梦烟火，心胀气短，夜卧不宁，懊侬，气逆往来，腹中热，喜水涎出。心病，日中慧，夜半甚，平旦静。又左手脉大，手热腋肿；大甚，胸中满而烦，澹澹大动，面赤目黄也。心病，先心痛，时刻不止，关格不通，身重不已，三日死。心虚甚，则畏人，瞑目欲眠，精神不守，魂魄妄行。心脉沉之小而紧，浮之不喘，苦心下气坚，食不下，喜咽唾，手热烦满，多忘，太息，此得之思虑太过也。其脉急甚，瘈疭；微急则心中痛，引前后胸背，不下食。缓甚则痛引背，善泪。小甚则哕，微小则消瘅。滑甚则为渴，微滑则心疝，引脐腹鸣。涩甚谙不语。又心脉坚搏而长，主舌强不能言；软而散，当慑怯不食也。又急甚则心疝，脐下有病形，烦闷少气，大热上煎。又心病狂言，汗出如珠，身厥冷，其脉当浮而大，反沉濡而滑，其色当赤，而反黑者，水克火，不治，十死。又心积，沉之空空，上下往来无常处，病胸满悸，腹中热，面颊赤，咽干，躁烦掌热，甚则吐血，夏差冬甚，宜急疗之，止于旬日也。又赤黑色入口必死也。面目赤色亦死，赤如衃血亦死。又忧恚思虑太过，心气内去，其色反和而盛者，不出十日死。扁鹊云：心绝一日死，色见凶多，人虽健敏，号曰行尸，一年之中，祸必至矣。又其人语声前宽后急，后声不接前声，其声浊恶，其口不正，冒昧善笑，此风入心也。又心伤则心损，手足不遂，骨节离解，舒缓不自由，利下无休，此病急宜治之，不过十日而亡矣。又笑不休，呻而复忧，此水乘火也。阴击于阳，阴起阳伏，伏则热，热生狂冒，谵乱妄言，不可采问，心已损矣。扁鹊云：其人唇口赤色可治，青黑色即死。又心疟，则先烦而后渴，翕翕发热也，其脉浮紧而大是也。心气实而大便不利，腹满身热而重，温温欲吐，吐而不出，喘息急，不安卧，其脉左寸口与人迎皆实大者是也。心虚则恐悸多惊，忧思不乐，胸腹中苦痛，言语战栗，恶寒恍惚，面赤目黄，喜血衄，其脉左寸口虚而微者是也。此心脏寒热虚实，生死逆顺脉证也。

《主治备要》云：是动则病嗌干心痛，渴而欲饮，是为臂厥。主心所生病者，目黄，心胁痛，臑臂内后廉痛厥，掌中热痛。心苦缓，以五味子之酸收之。心欲软，软以芒硝之咸，补以泽泻之咸，泻以人参、甘草、黄芪之甘。心虚则以炒盐补之。虚则补其母，木能生火，肝乃心之母，肝母生心火也。以生姜补肝，如无他证，钱氏安神丸是也。实则甘草泻之，如无他证，钱氏方中，重则泻心汤，轻则导赤散是也。

（四）小肠经，手太阳，丙火

小肠者，受盛之腑也，与心为表里，手太阳是其经也。小肠绝者，六日死，绝则发直如麻，汗出不已，不能屈伸。又心病传小肠，小肠咳则气咳，气咳一齐出也。小肠实则伤热，伤热则口疮生；虚则伤寒，伤寒则泄脓血，或泄黑水，其根在小肠也。小肠寒则下肿，重有热久不出，则渐生痔；有积则夕发热而旦止；病气发则使人腰下重，食则窘迫而便难，是其候也。小肠胀则小腹膜胀，引腰而痛厥；邪入小肠，则梦聚井邑中，或咽痛颔肿，不可回首，肩似拔，臑似折也。又曰：心者，主也，神之舍也，其脏固密，而不易伤，伤则神去，神去则心死矣。故人心多不病，病即死不可治也，惟小肠受病多也。又左寸口阳绝者，则无小肠脉也，六日死。有热邪则小便赤涩，实则口生疮，身热往来，心中烦闷，身重。小肠主于舌之官也，和则能言，而机关利健，善别其味也。虚则左寸口脉浮而微，软弱不禁按，病惊惧狂无所守，心下空空然不能言语者。此小肠虚实寒热，生死逆顺脉证之法也。

《主治备要》云：是动气也，则病嗌痛颔肿，不可以顾，肩似拔，臑似折，是主液血所生病者，耳聋，目黄，颊肿，颈、颔、肩、臑、肘、臂外后廉痛。《脉诀》云：左寸，小肠心脉之所出也，先以轻手得之，是小肠，属表；后以重手得之，是心，属里。心合血脉，心脉循血脉而行，持脉指法，如六菽之重，按至血脉而得者为浮；稍稍加力，脉道粗大者为大；又稍稍加力，脉道润软者为散。此乃浮大而散，心家不病脉之状也。心脉本部，在于血脉，若出于血脉之上，见于皮肤之间，是其浮也；入于血脉之下，见于筋骨之分，是其沉也。

（五）脾之经，脾脉本在肌肉，足太阴，湿，己土

经曰：脾者，土也，谏议之官，主意与智，消磨五谷，寄在胸中，养于四旁，旺于四季，正主长夏，与胃为表里，足太阴阳明，是其经也。扁鹊云：脾病则面黄色痿，实则舌强直，不嗜食，呕逆，四肢缓；虚则多澼喜吞，注痢不已。又脾虚，则精不胜，元气乏力，手足缓弱，不能自持。其脉来似流水，曰太过，病在外也；如鸟距，曰不及，病在内。太过令人四肢沉重，言语謇涩；不及令人中满，不食乏力，手足缓弱不遂，涎引口中，四肢肿胀，溏泄不时，梦中饮食。脾脉来而和柔者，如鸡践地，曰平；来实而满，稍数，如鸡举足，曰病；又如鸟之啄，如鸟之距，如屋之漏，曰死。中风则翕翕发热，状如醉人，腹中烦满，皮肉瞤瞤而起，其脉阿阿然缓，曰平；反弦急者，肝来克脾也，真鬼[①]相遇，大凶之兆也。又微涩而短者，肺乘于脾，不治自愈；又沉而滑者，肾来乘脾，亦为不妨；又浮而洪，心来生脾，不为疾耳。脾病色黄体重，失便，目直视，唇反张，爪甲青，四肢沉，吐食，百节疼痛不能举，其脉

① 真鬼：从所不胜传所胜，谓之贼邪，或谓真鬼。下同。

当浮大而缓，今反弦急，其色青，死不治。又脾病，其色黄，饮食不消，心腹胀满，体重节痛，大便硬，小便不利，其脉微缓而长者，可治。脾气虚，则大便滑，小便利，汗出不止，五液注下，为五色注痢下也。又积在其中，久不愈，四肢不收，黄疸，食不为“肌肤”，气满胀喘喘而不定也。脾实则时梦筑墙垣盖屋，盛则梦歌乐，虚则梦饮食不足。厥邪客于脾，则梦大泽丘陵，风雨坏屋。脾胀则善哕，四肢急，体重，不食善噫。脾病日昳[①]慧，平旦甚，日中持，下晡[②]静。脉急甚，则瘈疭；微急，则膈中不利，食不下而还出。缓甚，则痿厥；微缓，则风痿，四肢不收。大甚，则暴仆；微大，则痹疝，气裹大脓血在肠胃之外。小甚，则寒热作；微小，则消瘅。滑甚，则癞疝；微滑，则虫毒，肠鸣中热。涩甚，则肠癞；微涩，则内溃下脓血。脾脉至，大而虚，则有积。脾气绝，则十日死。唇焦枯无纹理，面青黑者，脾先死。脾病，面黄目赤者，可治；青黑色入口，半年死；色如枳实者，一日死，吉凶休咎，皆见其色出于部分也。又口噤唇青，四肢重如山，不能自持，大小便利无休歇，饮食不入，七日死。又唇虽痿黄，语声啭啭[③]者，尚可治。脾病，水气久不去，腹中痛鸣，徐徐热汗出，其人本意宽缓，今反急，怒语而鼻笑，不

① 日昳：日落之时。
② 下晡：黄昏之时。
③ 啭啭：形容人声宛转。

能答人，此不过一日，祸必至矣。又脾中寒热，则使人腹中痛，不下食，病甚舌强语涩，转筋卵缩，阴股腹中引痛，身重，不思食，膨胀，变则水泄不能卧者，十死不治。脾土热，则面黄目赤，季胁痛满；寒则吐涎沫而不食，四肢痛，滑泄不已，手足厥，甚则战栗如疟也。临病之时，切要明察脉证，然后投药，此脾脏虚实寒热，生死逆顺脉证之法也。

《主治备要》云：是动则病舌本强，食则呕，胃脘痛，腹胀善噫，得后与气，则快然如衰，身体皆重。主脾所生病者，舌本痛，体不能动摇，食不下，烦心，心下急痛，寒疟，溏瘕泄，水闭黄疸，不能卧，强立，股膝内肿厥，足大指不用。脾苦湿，急食苦以燥之，白术；脾虚则以甘草、大枣之类补之，实则以枳壳泻之，如无他证，虚则以钱氏益黄散，实则以泻黄散。心乃脾之母，炒盐补之；肺乃脾之子，桑白皮泻之。

（六）胃之经，足阳明，湿，戊土

胃者，脾之腑也，又名水谷之海，与脾为表里。胃者，人之根本，胃气壮，则五脏六腑皆壮也，足阳明是其经也。胃气绝，五日死。实则中胀便难，肢节痛，不下食，呕逆不已。虚则肠鸣胀满，滑泄。寒则腹中痛，不能食冷物；热则面赤如醉人，四肢不收持，不得安眠，语狂目乱，便硬者是也。病甚则腹胁胀满，呕逆不食，当心痛，下上不通，恶闻香臭，嫌人语，振寒，善欠伸。胃中热，则唇黑；热甚，则登高而歌，弃衣而走，颠狂不定，汗出额上，衄衄不止。虚极则四肢肿满，胸中短气，谷不化，中满也。胃中风，则溏泄不已；胃不足，则多饥，不消食。病人鼻下平，则胃中病，渴者可治。胃脉搏坚而长，其色黄赤者，当病折髀。其脉弱而散者，病食痹。右关上浮而大者，虚也；浮而短涩者，实也；浮而微滑者，亦实也；浮而迟者，寒也；浮而数者，热也。此胃腑虚实寒热，生死逆顺脉证之法也。

《主治备要》云：是动则病凄沧振寒，善呻数欠，颜黑，病至则恶人与火，闻木声则惕然而惊，心欲动，独闭户塞牖而处，甚则登高而歌，弃衣而走，贲响腹胀，是为骭厥[①]。《脉诀》云：右关上，脾胃脉之所出也，先以轻手得之，是胃，属表；后以重手得之，是脾，属里。脾合肌肉，脾脉循肌肉而行，持脉指法，如九菽之重，按至肌肉，脉道如微风轻飏柳梢者为缓；又稍稍加力，脉道敦实者为大，此为缓大，脾家不病脉之状也。脾脉本部在肌肉，若出于肌肉之上，见于皮毛之间者，是其浮也；入于肌肉之下，见于筋骨之分者，是其沉也。

① 骭厥：骭，音干，即解剖学之胫骨。骭厥，指小腿内侧厥冷。

（七）心包络，手厥阴，为母血

是动则病手心热，肘臂挛急，腋肿，甚则胸胁支满，心中憺憺大动，面赤目黄，喜笑不休，是主脉所生病者，烦心，心痛，掌中热，治法与小肠同。

（八）三焦，手少阳，为父气

三焦者，人之三元之气也，号曰中清之腑。总领五脏六腑，荣卫经络，内外左右上下之气也。三焦通，则上下内外左右皆通也。其于灌体周身，和内调外，荣养左右，宣通上下，莫大于此也。又名玉海水道。上则曰三管，中则曰霍乱，下则曰走泄，名虽三而归其一，有其名而无其形，亦号孤独之府。而卫出于上，荣出于中，上者络脉之系也，中者经脉之系也，下者水道之系也，亦又属膀胱之宗始，主通阴阳，调虚实，呼吸。有病则善腹胀气满，小腹坚，溺而不得，大便窘迫也。溢则作水，留则作胀，手少阳是其经也。又上焦实热，则额汗出而身无汗，能食而气不利，舌干、口焦、咽闭之类，腹胀肋胁痛。寒则不入食，吐酸水，胸背引痛，嗌干，津不纳也。实则食已而还出，膨膨然不乐。虚则不能制下，遗溺，头面肿也。中焦实热，则下上不通，腹胀而喘，下气不上，上气不下，关格不利也。寒则下利不止，饮食不消，中满。虚则肠鸣膨膨也。下焦实热，则小便不通，大便亦难，苦重痛也；虚寒则大小便泄下不止也。三焦之气和则内外和，逆则内外逆也。故云三焦者，人之三元之气也。此三焦虚实寒热，生死逆顺之法也。

《主治备要》云：是动则病耳聋，浑浑焞焞，嗌肿喉痹。是主气所生病者，汗出，目锐眦痛，颊痛，耳后肩臑肘臂外皆痛，小指次指不用。《脉诀》云：右尺三焦、命门脉之所出，先以轻手得之，是三焦，属表；后以重手得之，是命门，属里也。上焦热，凉膈散、泻心汤；中焦热，调胃承气汤、泻脾散；下焦热，大承气汤、三才封髓丹。气分热，柴胡饮子、白虎汤；血分热，桃仁承气汤、清凉饮子；通治其热之气，三黄丸、黄连解毒汤是也。

（九）肺之经，肺之脉本部在于皮毛，手太阴，燥，辛金

经曰：肺者，魄之舍也，生气之源，号为相傅，乃五脏之华盖也。外养皮毛，内荣肠胃，与大肠为表里，手太阴阳明是其经也。肺气通于鼻，和则知其香臭。有病则善咳，鼻流清涕。凡虚实寒热，则皆使人喘嗽，实则梦刀兵恐惧，肩息，胸中满；虚则寒热喘息，利下，少气力，多悲感，王于秋。其脉浮而毛，曰平；又浮而短涩者，肺脉也；其脉来毛而中央坚，两头虚，曰太过，则令人气逆，胸满背痛；不及，令人喘呼而咳，上

气见血。又肺脉来厌厌聂聂[1]，如循榆荚，曰平；来如循鸡羽，曰病；来如物之浮，如风吹鸟背上毛者，死。真肺脉至，大而虚，如以毛羽中人皮肤，其色白赤不泽，其毛折者死。微毛曰平，毛多曰病，毛而弦者春病，弦甚者即病。又肺病，吐衄血，皮热脉数，颊赤者死。又久咳而见血身热，而短气，脉当涩，而今反浮大，色当白，而今反赤者，火克金，十死不治。肺病喘咳身寒，脉迟微者，可治。秋王于肺，其脉多浮涩而短，曰平；反此为病。又反洪大而长，是火刑金，亦不可治；反得沉而软滑者，肾乘于肺，不治自愈；反浮大而缓者，是脾来生肺，不治自差；反弦而长者，是肺被肝横，为微邪，虽病不妨。虚则不能息，身重；实则咽嗌干，喘嗽上气，肩背痛。有积，则胁下胀满痛。中风则口燥而喘，身运而重，形似冒而肿，其脉按之虚弱如葱叶，下无根者死。中热则唾血，其脉细紧浮数芤者，皆主失血，此由躁扰嗔怒劳伤得之，气壅结所为也。肺胀则其人喘咳而目如脱，其脉浮大者是也。又肺痿则吐涎沫，而咽干欲饮者，欲愈；不饮者，未差[2]。又咳而遗小便者，上虚不能制其下故也。其脉沉涩者，病在内；浮滑者，病在外。肺死则鼻孔开而黑枯，喘而目直视也。肺绝则十二日死，其状腹满，泄利不觉出，面白

① 厌厌聂聂：形容轻浮和缓之脉象。
② 差：同“瘥”。病愈。

目青，此为乱经，虽天命亦不可治。又饮酒当风，中于肺，咳嗽喘闷，见血者，不可治也；面黄目白，亦不可治也。肺病颊赤者死。又言谙，喘急短气，好唾，此为真鬼相害，十死十，百死百，大逆之兆也。又阳气上而不降，燔于肺，肺自结邪，胀满喘急，狂言瞑目，非当所说，而口鼻张，大小便俱胀，饮水无度，此因热伤于肺，肺化为血，半年死。又肺疟使人心寒，寒甚则发热，寒热往来，休作不定，多惊，咳喘如有所见者是也。其脉浮而紧，又滑而数，又迟而涩小，皆为肺疟之脉也。又其人素声清而雄者，暴不响亮，噎而气短，用力言语难出，视不转睛，虽未为病，其人不久。肺病实，则上气喘闷，咳嗽身热，脉大是也。虚则力乏喘促，右胁胀，言语气短者是也。乍寒乍热，鼻塞颐赤面白，皆肺病之象也。此肺脏虚实寒热，生死逆顺脉证法也。

《主治备要》云：是动则病肺胀满，膨膨而喘咳，缺盆中痛甚，则交两手而瞀，此为臂厥。是主肺所生病者，咳嗽上气，喘渴烦心，胸满，臑臂内前廉痛厥，掌中热，气盛有余，则肩背痛，风寒，汗出中风，小便数而欠；气虚则肩背痛寒，少气不足以息，溺色变，遗矢无度。肺苦气上逆，黄芩。肺欲收以酸，白芍药也，补以五味子之酸，泻以桑白皮之辛。虚则五味子补之，实则桑白皮泻之。如无他证，钱氏泻白散，虚则用阿胶散。虚则补其母，则以甘草补土；实则泻其子，以泽泻泻肾水。

（十）大肠经，手阳明，燥，庚金

经曰：大肠者，肺之腑也，传道之司，号监仓之官。肺病久，则传入大肠，手阳明是其经也。寒则泄，热则结，绝则利下不止而死。热极则便血。又风中大肠则下血。又实热则胀满而大便不通；虚寒则滑泄不止。大肠者，乍虚乍实，乍来乍去，寒则溏泄，热则后重，有积物则发寒栗而战，热则发渴如疟状。积冷不去，则当脐痛，不能久立，痛已则泄白物是也。虚则喜满喘嗽，咽中如核妨矣。此乃大肠虚实寒热，生死逆顺脉证之法也。

《主治备要》云：是动则病齿痛，颈肿。是主津液所生病者，目黄，口干，鼽衄，喉痹，肩前臑痛，大指次指痛不用。气有余，则当脉所过者热肿，虚则寒栗不复。《脉诀》云：右寸大肠肺脉之所出也，先以轻手得之，是大肠，属表；后以重手得之，是肺，属里。肺合皮毛，肺脉循皮毛而行，持脉指法，如三菽之重，按至皮毛而得之者，为浮；稍稍加力，脉道不利，为涩；又稍加力，脉道缩入关中，上半指不动，下半指微动者，为短。此乃浮涩而短，肺不病之状也。肺脉本部出于皮毛之上，见于皮肤之表，是其浮也；入于血脉肌肉之分，是其沉也。

（十一）肾之经，命门，肾脉本部在足少阴，寒，癸水

经曰：肾者，精神之舍，性命之根，外通于耳，男子以藏精，女子以系胞，与膀胱为表里，足少阴太阳是其经也。肾气绝，则不尽天命而死也。王于冬，其脉沉滑曰平，反此者病。其脉来如弹石，名曰太过，病在外；其去如解索，谓之不及，病在内。太过令人解㑊脊痛，而少气不欲言；不及则令人心悬，小腹满，小便滑，变黄色。又肾脉来喘喘累累如钩，按之紧曰平；又来如引葛，按之益坚曰病；来如转索，辟辟如弹石曰死。又肾脉但石无胃气亦死。肾有水，则腹胀脐肿，腰重痛，不得溺，阴下湿，如同牛鼻头汗出，足为逆寒，大便难。肾病，手足冷，面赤目黄，小便不禁，骨节烦疼，小腹结瘀热，气上冲心，脉当沉细而滑，今反浮大，其色当黑，今反黄，其人吸吸少气，两耳若聋，精自出，饮食少，便下清谷，脉迟可治。冬则脉沉而滑曰平，反浮大而缓，是土来克水，大逆，十死不治；反浮涩而短，是肺来乘肾，虽病易治；反弦细而长者，肝来乘肾，不治自愈；反浮大而洪，心来乘肾，不妨，肾病腹大胫肿，喘咳身重，寝汗出，憎风。虚则胸中痛。阴邪入肾，则骨痿腰痛，上引背脊痛。过房，汗出当风，浴水久立，则肾损。其脉急甚，则病痿；微急则沉厥奔豚，足不收。缓甚则虚损；微缓则洞泄，食不下，入咽

还出。大甚则阴痿；微大则水气起脐下，其肿埵埵然[1]而上至胸者，死不治。小甚则亦洞泄；微小则消瘅。滑甚则癃㿗；微滑则骨痿，坐不能起，目视见花。涩甚则寒壅塞；微涩则不月痔疾。其脉之至也，坚而大，有积气在阴中及腹内也，名曰肾痹，得之浴清水，卧湿地来。沉而大坚，浮之而紧，手足肿厥，阴痿不起，腰背痛，小腹肿，心下有水气，时胀满而洞泄，此因浴水未干，而房事得之也。虚则梦舟舡溺人，得其时，梦伏水中，若有所畏；实则梦临深投水中。肾胀则腹痛满，引脊腰痹痛。肾病夜半平，四季甚，下晡静。肾生病，口热舌干，咽肿，上气，嗌干及痛，烦心而痛，黄疸，肠澼，痿厥，腰脊背急痛，嗜卧，足心热而痛。胻酸。肾病久不愈，而膂筋疼，小便闭，而两胁胀满，目盲者死。肾之积，苦腰脊相引而痛，饥见饱减，此肾中寒结在脐下也。积脉来细而软，附于骨者是也，面白目黑，肾已内伤，八日死。又阴缩，小便不出，出而不止者，亦死。又其色青黄连耳，其人年三十许，百日死；若偏在一边，一年死。实则烦闷，脐下重；热则口舌焦而小便涩黄；寒则阴中与腰背俱肿疼，面黑耳聋，干呕而不食，或呕血者是也。又喉鸣，坐而喘咳，唾血出，亦为肾虚寒，气欲绝者。此肾脏虚实寒热，生死逆顺脉证之法也。

---

① 其肿埵埵然：埵埵，小土堆。埵埵然，形容肿势较重。

《主治备要》云：是动则病饥不欲食，面如漆柴，咳唾则有血，喝喝而喘，坐而欲起，目䀮䀮如无所见，心如悬若饥状，气不足则善恐，心惕惕然如人将捕之，是为骨厥。是主肾所生病者，口热，舌干，咽肿，上气，嗌干及痛，烦心，心痛，黄疸，肠澼，脊股内后廉痛，痿厥，嗜卧，足下热而痛也。肾苦燥，则以辛润之，知母、黄柏是也。肾欲坚，坚以知母之苦，补以黄柏之苦，泻以泽泻之咸。肾虚则以熟地黄、黄柏补之。肾本无实，不可泻，钱氏止有补肾地黄丸，无泻肾之药。肺乃肾之母，金生水，补母故也，又以五味子补之者是也。

（十二）膀胱经，足太阳，寒，壬水

经曰：膀胱者，津液之府也，与肾为表里，号为水曹掾，又名玉海，足太阳是其经也。总通于五腑，所以五腑有疾，则应膀胱；膀胱有疾，即应胞囊[①]也。伤热则小便不利，热入膀胱，则其气急，而小便黄涩也；膀胱寒则小便数而清白也。又水发则其根在膀胱，四肢瘦小，而腹反大是也。又膀胱咳久不已，传之三焦，满而不欲饮食也。然上焦主心肺之病，人有热，则食不入；寒则神不守，泄下利不止，语声不出也。实则上绝于心

① 胞囊：当为三焦，参见上文三焦“亦又属膀胱之宗始。”

气不行也；虚则引热气于肺。其三焦和，则五脏六腑之气和，逆则皆逆。膀胱经中有厥气，则梦行不快；满胀，则小便不下，脐下重闷，或肩痛也。绝则三日死，死在鸡鸣也。此膀胱虚实寒热，生死逆顺脉证之法也。

《主治备要》云：是动则病气冲头痛，目似脱，项似拔，脊痛，腰似折，髀不可以曲，腘如结，踹如裂，是为踝厥。是主筋所生病者，痔，疟，狂，癫疾，头囟项痛，目黄泪出，鼽衄，项、背、腰、尻、腘、踹，脚皆痛，足小指不用。《脉诀》云：左尺，膀胱肾脉之所出也，先以轻手得之，是膀胱，属表；后以重手得之，是肾，属里。命门与肾脉循骨而行，持脉指法，按至骨上得之为沉；又重手按之，脉道无力者，为濡；举手来疾流利者为滑。此乃沉濡而滑，命门与肾脉不病之状也。命门与肾部近骨，若出于骨上，见于皮肤血脉筋骨之间，是其浮也；入而至骨，是其沉也。

四、三才治法

华氏《石函经》[①] 曰：夫病有宜汤者、宜丸者，宜散者、宜下者、宜吐者、宜汗者。汤可以荡涤脏腑，开通经络，调品阴阳；丸可以逐风冷，破坚积，进饮食；

① 华氏《石函经》：见于华佗《中藏经》卷中“论诸病治疗交错致于死候第四十七”。

散可以去风、寒、暑、湿之气，降五脏之结伏，开肠利胃。可下而不下，使人心腹胀满，烦乱鼓胀；可汗而不汗，则使人毛孔闭塞，闷绝而终；可吐而不吐，则使人结胸上喘，水食不入而死。

五、三感之病

《内经》治法云：天之邪气感，则害人五脏，肝、心、脾、肺、肾，实而不满，可下之而已。水谷之寒热感，则害人六腑，胆、胃、三焦、膀胱、大肠、小肠，满而不实，可吐之而已。地之湿气感，则害人肌肤，从外而入，可汗而已。

六、四因之病

注云：外有风寒暑湿，天之四令，无形者也；内有饥饱劳逸，亦人之四令，有形者也。

一者，始因气动而内有所成者，谓积聚癥瘕，瘤气、瘿气、结核，狂瞀癫痫。

二者，始因气动而外有所成者，谓痈肿疮疡，疥癞疽痔，掉瘛浮肿，目赤熛胗[①]者痓，胕肿痛痒。

① 熛胗：熛，音标，即瘭。瘭疽，多指手指头的化脓性炎症。胗，口唇溃疡。

三者，不因气动而病生于内者，谓留饮癖食，饥饱劳逸，宿食霍乱，悲恐喜怒，想慕忧结。

四者，不因气动而病生于外者，谓瘴气魅贼，虫蛇蛊毒，蜚尸鬼击[①]，冲薄坠堕，风寒暑湿，斫射刺割等。

七、五郁之病注云：五运之法也

木郁之病，肝酸木风。

注云：故民病胃脘当心而痛，四肢两胁，咽鬲不通，饮食不下，甚则耳鸣眩转，目不识人，善暴僵仆，筋骨强直而不用，卒倒而无所知也。经曰：木郁则达之，谓吐令其调达也。

火郁之病，心苦火暑。

注云：故民病少气，疮疡痈肿，胁腹胸背，面首四肢，䐜膹胪胀[②]，疡疿呕逆，瘛疭骨痛，节乃有动，注下温疟，腹中暴痛，血溢流注，精液乃少，目赤心热，甚至瞀闷懊憹，善暴死。经曰：火郁发之，谓汗令其发散也。

---

① 蜚尸鬼击：蜚尸，即飞尸。《诸病源候论·尸病诸候》："飞尸者，发无由渐，忽然而至，若飞走之急疾，故谓之飞尸。其状：心腹刺痛，气息喘急胀满，上冲心胸是也"。《诸病源候论·中恶病诸候》："鬼击者，谓鬼厉之气击著于人也。得之无渐，卒著如人以刀矛刺状，胸胁腹内绞急切痛，不可抑按，或吐血，或鼻中出血，或下血"。

② 䐜膹胪胀：䐜，音嗔，胀也；膹，音愤，满闷；胪，音卢，《广韵·九鱼》："腹前曰胪"。䐜膹胪胀，即胸腹痞满胀闷。

土郁之病，脾甘土湿。

注云：故民病心腹胀，肠鸣而为数便，甚则心痛胁䐜，呕吐霍乱，饮发注下，胕肿身重，则脾热之生也。经曰：土郁夺之，谓下之令无壅滞也。

金郁之病，肺辛金燥。

注云：故民病咳逆，心胁满，引少腹，善暴痛，不可反侧，嗌干面尘色恶，乃金胜木而病也。经曰：金郁泄之，解表利小便也。

水郁之病，肾咸水寒。

注云：故民病寒客心痛，腰椎痛，大关节不利，屈伸不便，善厥逆，痞坚腹满，阴乘阳也。经曰：水郁折之，谓抑之制其冲逆也。

五运之政，犹权衡也，高者抑之，下者举之，化者应之，变者复之，此生长化收藏之理也，失常则天地四塞也。

八、六气主治要法

大寒丑上，初之气，自大寒至春分，厥阴风木之位，一阳用事，其气微。故曰少阳得甲子元头，常以大寒初交之气，分以六周甲子，以应六气下。十二月、正月、二月少阳，三阴三阳亦同。

注云：初之气为病，多发咳嗽，风痰，风厥，涎潮，痹塞口㖞，半身不遂，失音，风癫，风中妇人，胃中留饮，脐腹微痛，呕逆恶心，旋运惊悸，阳狂心风，搐搦颤掉。初之气依《内经》在上者宜吐，在下者宜下。

春分卯上，二之气，春分至小满，少阴君火之位，阳气动清明之间，有阳明之位也。

注云：二之气为病，多发风湿风热。经曰：风伤于阳，湿伤于阴，微则头痛身热，发作风湿之候，风伤于血也，湿伤于胃气也。是以风湿为病，阴阳俱虚，而脉浮，汗出，身重，眠多鼻息，语言难出。以上二证，不宜热药，下之必死。二之气病，宜以桂枝麻黄汤发汗而已。

小满巳上，三之气，小满至大暑，少阳相火之位，阳气发万物俱盛，故云太阳旺。其脉洪大而长，天气并万物人脉盛。

注云：三之气为病，多发热，皆传足经者多矣，太阳、阳明、少阳、太阴、厥阴、少阴。太阳者，发热恶寒，头项痛，腰背强。阳明者，肌痛目痛，鼻干不得卧。少阳胸胁痛，耳聋，口苦，寒热往来而呕。此三阳属热。太阴者，腹满咽干，手足自温，自利不渴，或腹满时痛。少阴，口燥舌干而渴。厥阴烦满，舌卷囊缩，喘热闷乱，四肢厥冷，爪甲青色。三之气病，宜下清上凉及温养，不宜用巴豆热药下之。

大暑未上，四之气，大暑至秋分，太阴湿土之位，阳气发散之后，阴已用事，故曰太阴旺，此三阴三阳，与天气标本阴阳异矣。脉缓大而长，燥金旺；紧细短涩，以万物干燥，明可见矣。

注云：四之气为病，多发暑气，头痛身热，发渴，不宜作热病治宜以白虎汤，得此病不传染，次发脾泄，胃泄，大肠泄，小肠泄，大瘕泄①，霍乱吐泻，白利及赤白相杂，米谷不消，肠鸣切痛，面浮足肿，目黄口干，胀满气痞，手足无力。小儿亦如之。四之气病宜渗泄，五苓之类是也。

秋分酉上，五之气，秋分至小雪，阳明燥金之位，阳衰阴盛，故曰金气旺，其脉细而微。

注云：五之气为病，多发喘息，呕逆咳嗽，及妇人寒热往来，瘖疟②痺痔，消渴中满，小儿斑疹痘疮。五之气病，宜以大柴胡汤解治表里。

小雪亥上，终之气，小雪至大寒，太阳寒水之位，阴极而尽，天气所收，故曰厥阴旺。厥者，极也，其脉沉短而微。万物收藏在内，寒气闭塞肤腠，气液不能越，故脉微也。

注云：终之气为病，多发风寒，风痰湿痹，四肢不收。秋尽冬水复旺，水湿相搏，肺气又衰，冬寒甚，故发则收引，病厥痿弱无以运用。水液澄澈清冷，大寒之疾，积滞瘕块，寒疝血瘕。终之气病，宜破积发汗之药是也。

---

① 大瘕泄：大瘕泄，即痢疾。《难经·五十七难》："大瘕泄者，里急后重，数至圊而不能便，茎中痛"。

② 瘖疟：瘖，音阶。瘖疟，疟疾。

九、主治心法

（一）随证治病用药

头痛须用川芎，如不愈，各加引经药，太阳蔓荆，阳明白芷，少阳柴胡，太阴苍术，少阴细辛，厥阴吴茱萸。

顶巅痛，用藁本，去川芎。肢节痛，用羌活，风湿亦用之。小腹痛，用青皮、桂、茴香。腹痛用芍药，恶寒而痛加桂；恶热而痛加黄柏。腹中窄狭，用苍术、麦芽。下部腹痛用川楝子。腹胀用姜制厚朴、紫草。腹中实热，用大黄、芒硝。心下痞，用枳实、黄连。肌热去痰，用黄芩；肌热亦用黄芪。虚热，用黄芪，亦止虚汗。胁下痛，往来寒热，用柴胡。胃脘痛，用草豆蔻。气刺痛，用枳壳，看何经，分以引经药导之。眼痛不可忍者，用黄连、当归根，以酒浸煎。茎中痛，用甘草梢。脾胃受湿，沉困无力，怠惰嗜卧，去痰。用白术、枳实、半夏、防风、苦参、泽泻、苍术。破滞气，用枳壳，高者用之，能损胸中至高之气，三二服而已。陈皮、韭白、木香、白豆蔻、茯苓。调气用木香、香附子、丁、檀、沉。补气用人参、用膏、粳米。去滞气用青皮，多则泻元气。破滞血用桃仁、苏木、红花、茜根、玄胡索、郁李仁。补血不足，用甘草、当归、阿胶。和血用当归，凡血受病皆用。血刺痛用当归，详上下用根梢。上部血，防风使，牡丹皮、剪草、天麦二门冬。中部血，黄连使。下部血，地榆使。新血红色，生地黄；陈血瘀色，熟地黄。去痰用半夏，热痰加黄芩，风痰加南星。胸中寒邪痞塞，用陈皮、白术。然，多则泻脾胃。嗽用五味、杏仁、贝母，去上焦湿及热，须用黄芩，泻肺火故也。去中焦湿与痛，用黄连，泻心火故也。去下焦湿肿及痛，并膀胱火，必用汉防己、草龙胆、黄柏、知母。渴者用干葛、茯苓、天花粉、乌梅，禁半夏。心烦用栀子仁、牛黄、朱砂、犀角、茯苓。饮水多致伤脾，用白术、茯苓、猪苓。喘用阿胶。宿水不消用黄连、枳壳。水泻用白术、茯苓、芍药。肾燥用香豉。疮痛不可忍者，用苦寒药，如黄芩、黄连，详上下分根梢及引经药则可。小便黄用黄柏，涩者加泽泻，余沥者加杜仲。惊悸恍惚用茯神、金虎睛珠。凡春加防风、升麻；夏加黄芩、知母、白芍药；秋加泽泻、茯苓；冬加桂、桂枝。凡用纯寒纯热药，必用甘草，以缓其力也；寒热相杂，亦用甘草，调和其性也；中满者禁用。经曰：中满勿食甘。

（二）用药凡例

凡解利伤风，以防风为君，甘草、白术为佐。经曰：辛甘发散为阳。风宜辛散，防风味辛，乃治风通用，故防风为君，甘草、白术为佐。

凡解利伤寒，以甘草为君，防风、白术为佐，是其寒宜甘发散也。或有别证，于前随证治病药内选用，其分两以君臣论。

凡水泻，茯苓、白术为君，芍药、甘草佐之。

凡诸风，以防风为君，随证加药为佐。

凡嗽，以五味子为君，有痰者半夏为佐；喘者阿胶为佐；有热无热，俱用黄芩为佐，但分两多寡不同耳。

凡小便不利，黄柏、知母为君，茯苓、泽泻为使。

凡下焦有湿，草龙胆、汉防己为君，黄柏、甘草为佐。

凡痔漏，以苍术、防风为君，甘草、芍药为佐，详别证加减。

凡诸疮，以黄连为君，甘草、黄芩为佐。

凡疟疾，以柴胡为君，随所发之时，所属之经，分用引经药佐之。

已上皆用药之大要，更详别证，于前随证治病药内，逐款加减用之。

（三）解利外感

伤风者恶风，用防风二钱，麻黄一钱，甘草一钱；如头痛，加川芎一钱；项下脊旁至腰痛者，羌活一钱；体沉重，制苍术一钱；肢节痛，羌活一钱；目痛鼻干及痛，升麻一钱；或干呕、或寒热、或胁下痛者，俱加柴胡一钱。

伤寒恶寒者，麻黄二钱，防风一钱，炙甘草一钱；头沉闷者，羌活一钱。

伤寒表热，服石膏、知母、甘草、滑石、葱、豉之类寒药，汗出即解。如热病半在表、半在里，服小柴胡汤能令汗出而愈者。热甚，服大柴胡汤下之；更甚者，小承气汤下之；里热大甚者，调胃承气汤下之，或大承气汤下之。发黄者，茵陈汤下之；结胸中，陷胸汤下之。此皆大寒之利药也。又言：身恶寒，麻黄汤汗泄之，热去身凉即愈。

（四）伤寒热食物

伤西瓜、冷水、牛乳寒湿之物，白术二钱，川乌半钱，防风一钱，丁香一个，炙甘草一钱。

伤羊肉、面、马乳皆湿热之物，白术一钱，黄连一钱，大黄二钱，炙甘草半钱，制黄芩一钱。

已上二证，腹痛加白芍药一钱；心下痞，枳实一钱；腹胀，厚朴半钱；胸中不利，枳壳半钱；腹中寒，陈皮三分；渴者，白茯苓一钱；腹中窄狭，苍术一钱；肢体沉重，制苍术一钱；因怒而伤者，甘草半钱；因忧而伤者，枳壳半钱；因喜而伤者，五味子半钱；因悲而伤者，人参半钱。大抵伤冷物以巴豆为君，伤热物以大黄为君，详认病证，添加为佐之药，或丸或散均可也。

（五）目疾

目疾暴发赤肿，羌活、防风、柴胡、香白芷、升麻、二制黄芩、黄连、甘草。白睛红，白豆蔻少许，则当归为主。去翳，谷精花、蝉蜕、瞿麦、秦皮洗。养目血，菊花。明目，蕤仁、蜀椒、龙脑。凡眼暴发赤肿，以防风、黄芩为君以泻火；和血为佐，黄连、当归是也；兼以各经药引之。凡目昏暗，以熟地黄、当归根为君，以羌活、防风、甘菊花、甘草之类为佐。

（六）泻痢水泄

凡痢疾腹痛，以白芍药、甘草为君，当归、白术为佐，见血先后，分三焦热论。凡泻痢小便白，不涩为寒，赤涩为热也。又法曰：完谷不化，而色不变，吐利腥秽，澄澈清冷，小便清白不涩，身凉不渴，脉细而微者，寒证也。谷虽不化，而色变非白，烦渴，小便赤黄而或涩者，热证也。凡谷消化，无问他证及色变，便为热也。寒泄而谷消化者，未之有也。泻痢，白术、甘草；水泻，米谷不化，防风；伤食微加大黄；腹胀，厚朴；渴者，白茯苓；腹痛，白芍药、甘草为主；冬月，白芍药一半，白术一半；夏月，制黄芩。先见脓血，后见大便者，黄柏为君，地榆佐之；脓血相杂而下者，制大黄；先大便而后脓血者，黄芩二制，皆以当归根梢，详其上下而用之；腹不痛，白芍药半之。身体困倦，目不欲开，口不欲言，黄芪、人参；沉重者，制苍术。不思饮食者，木香、藿香叶。里急，大黄、芒硝、甘草下之。后重者，木香、藿香、槟榔和之。

（七）中风

手足不遂者，中腑也，病在表也，当先发汗，羌活、防风、升麻、柴胡、甘草各二钱，作一服，取发汗。然后行经养血，当归、秦艽、甘草、独活各一两，行经者，随经用之。

耳聋目瞀及口偏，邪中脏也，病在里也，当先疏大便，然后行经。白芷、柴胡、防风、独活各一两，又川芎半两，薄荷半两。

上为末，炼蜜丸弹子大，每服一丸，细嚼，温酒下，茶清亦可。

（八）破伤风

脉浮在表，当汗之；脉沉在里，当下之。背后搐者，羌活、防风、独活、甘草。向前搐者，升麻、白芷、防风、独活、甘草。两傍搐者，柴胡、防风、甘草；右搐者，白芷加之。

（九）破伤中风法

经曰：凡疮热甚郁结，而荣卫不得宣通，故多发白痂，是时疮口闭塞，气不通泄，热甚则生风也。《治法》曰：破伤中风，风热燥甚，怫郁在表，而里气尚平者，善伸数欠，筋脉拘急，或时恶寒而搐，脉浮数而弦者，以辛热治风之药，开冲结滞，荣卫宣通而愈也。凡用辛热之药，或以寒凉之药佐之尤妙，免致药不中病，而风转甚。若破伤中风，表不已，而渐入于里，则病势转甚；若里未太甚，而脉在肌肉者，宜以退风热、开结滞之寒药调之。或以微加治风辛热药，亦得以意消息，不可妄也。至宝丹亦凉药也。如热甚于里，以大承气汤下之。

（十）疮疡

苦寒为君：黄芩、黄柏、黄连、知母、生地，黄酒洗。甘温为佐：黄芪、人参、甘草。大辛解结为臣：连翘、当归、藁本。辛温活血去瘀：当归梢、苏木、红花、牡丹皮。脉浮者为在表，宜行经：黄连、黄芩、连翘、当归、人参、木香、槟榔、黄柏、泽泻。在腰以上至头者，枳壳仍作引药，引至疮所。出毒消肿：鼠粘子。排脓：肉桂。入心引血化经汗而不溃，伤皮：王瓜根、三棱、莪术、黄药子。痛甚：芩、连、柏、知母。脉沉者在里，当疏利脏腑，利后，用前药中加大黄，取利为度，随虚实定分两。痛者，止以当归、黄芪止之。

（十一）妇人

产妇临月未诞者，凡有病，先以黄芩、白术安胎，然后用治病药。发热及肌热者，黄连、黄芩、黄芪、人参。腹痛者，白芍药、甘草。感冒者，依前解利。

产后诸病，忌用白芍药、黄芩、柴胡。内恶物上冲，胸胁痛者，大黄、桃仁。血刺痛者，当归。内伤发热，黄连。渴者，白茯苓。一切诸病，各依前法，惟渴去半夏，喘嗽去人参，腹胀忌甘草。

妇人带下，举世皆曰寒，误之甚矣。所谓带下者，任脉之病也。经曰：任脉者，起于中极之下，以上毛际，循腹里，上关元，至于咽喉，上颐循面入目。注言：任脉自胞上，过带脉，贯络而上，然其病所发，正在带脉之分，而淋沥以下，故曰带下也。其赤白说者，与痢义同，而无独寒者。法曰：头目昏眩，口苦舌干，嗌咽不利，小便赤涩，大便涩滞，脉实而数者，皆热证也。

（十二）小儿

小儿但见上窜及摇头咬牙，即是心热，黄连、甘草。目连闪，肝热，柴胡、防风、甘草。若左腮红，是肝风，与钱氏泻青丸。右腮红，肺热，与泻白散。额上红者，是心热，与黄连一味。鼻上红，是脾热，与钱氏泻黄散。颏上红者，肾热，知母、黄柏皆二制，甘草炙。

凡治小儿病，药味与大人同，只剂料等差少。如见腮、目胞赤，呵欠，嚏喷，惊悸，耳尖、手足梢冷，即是疮疹。三日后其证不减，亦不见疮苗，即以柴胡、升麻、甘草，加生姜煎，慎不可投以寒凉利脏腑之剂，使疮不能出，其祸不可测。

凡养小儿，酒肉油腻生硬冷物及生水等，不可食，自无疳癖二证。惊风搐者，与破伤风同。

（十三）潮热

潮热者，黄连、黄芩、生甘草。辰戌时发，加羌活；午间发，黄连；未间发，石膏；申时发，柴胡；酉时[①]，升麻；夜间，当归根。若有寒者，加黄芪、人参、白术。

（十四）咳嗽

咳嗽有声无痰者，生姜、杏仁、升麻、五味子、防风、桔梗、甘草。无声有痰者，半夏、白术、五味子、防风、枳壳、甘草，冬月须加麻黄、陈皮少许。有声有痰者，白术与半夏、五味子、防风。久不愈者，枳壳、阿胶。痰有五证，风、气、热、寒、温也，详见《活法

---

① 辰戌时发……酉时：古代一日以十二时辰计算，子时相当于现代时间23：00～1：00；依次类推，辰时相当于7：00～9：00；午时相当于11：00～13：00；未时相当于13：00～15：00；申时相当于15：00～17：00；酉时相当于17：00～19：00；戌时相当于19：00～21：00。

机要》中。

(十五) 五脏补泻法

肝

虚以陈皮、生姜之类补之。经曰：虚则补其母，水能生木，肾乃肝之母。肾，水也。若补其肾，熟地黄、黄柏是也。如无他证，钱氏地黄丸主之。实则白芍药泻之。如无他证，钱氏泻青丸主之。实则泻其子，心乃肝之子，以甘草泻心。

心

虚则炒盐补之，虚则补其母，木能生火，肝乃心之母。肝，木也；心，火也。以生姜泻肝。如无他证，钱氏安神丸是也。实则甘草泻之。如无他证，以钱氏方中重则泻心汤，轻则导赤散。

脾

虚则甘草、大枣之类补之，实则以枳壳泻之。如无他证，虚则以钱氏益黄散，实则泻黄散。心乃脾之母，以炒盐补之；肺乃脾之子，以桑白皮泻肺。

肺

虚则五味子补之，实则桑白皮泻之。如无他证，实则用钱氏泻白散，虚则用阿胶散。虚则以甘草补土，补其母也；实则泻子，泽泻泻其肾水。

肾

虚则熟地黄、黄柏补之，泻以泽泻之咸。肾本无实，本不可泻，钱氏止有补肾地黄丸，无泻肾之药。肺乃肾之母，金生水，补之故也。补则以五味子。

已上五脏，《内经·藏气法时论》中备言之，欲究其详，精看本论。

卷之中

十、《内经》主治备要

（一）五运主病

诸风掉眩，皆属肝木。
诸痛痒疮疡，皆属心火。
诸湿肿满，皆属脾土。
诸气膹郁、病痿，皆属肺金。
诸寒收引，皆属肾水。

（二）六气为病

诸暴强直，支痛软戾，里急筋缩，皆属于风。

诸病喘呕吐酸，暴注下迫，转筋，小便浑浊，腹胀大而鼓之有声如鼓，痈疽疡疹，瘤气结核，吐下霍乱，瞀郁肿胀，鼻窒鼽衄，血溢血泄，淋闷身热，恶寒战栗，惊惑悲笑，谵妄，衄蔑血污，皆属于热。

诸痉强直，积饮痞隔中满，霍乱吐下，体重胕肿，肉如泥，按之不起，皆属于湿。

诸热瞀瘛，暴喑冒昧，躁扰狂越，骂詈惊骇，胕肿疼酸，气逆冲上，禁栗如丧神守，嚏呕，疮疡喉痹，耳鸣或聋，呕涌溢，食不下，目眛不明，暴注瞤瘛，暴病卒死，是皆属于火。

诸涩枯涸，干劲皴揭，皆属于燥。

诸病上下所出水液，澄澈清冷，癥瘕㿗疝，痞坚，腹满急痛，下痢清白，食已不饥，吐利腥秽，屈伸不便，厥逆禁固，皆属于寒。

（三）五运病解

五运主病，木、火、土、金、水，顺则皆静，逆则变乱，四时失常，阴阳偏胜，病之源也。

诸风掉眩，皆属肝木。

注云：掉，摇也。眩，昏乱眩运也。风主动故也。所谓风气甚则头目眩者，由风木旺，则必是金衰不能制木，而木生火，木火者皆阳也，故风火多兼化也。风热相抟，则头目眩运而转也。火性本动，火得风则成焰而旋转也。风势甚，则曲直动摇，更加呕吐也。

诸痛痒疮疡，皆属心火。

注云：痛痒而为疮，火之用也。五常之道，过极则胜己者反来制之，故火热过极，而反兼于水化也。所谓盐能固物，而令不腐者，咸寒水化，制其火热，使无热之过极，乃水化制之，而久固也。热极即是木来生火也，甚则皮肉肌肤之间，不得宣通，故生疮疡而痛痒也。

诸湿肿满，皆属脾土。

注云：湿，地之体也。湿极甚则痞塞肿满，物湿亦然。故长夏暑湿之甚，则庶物隆盛也。

诸气膹郁、病痿，皆属肺金。

注云：肺主气，气为阳，阳主轻清而升，故肺居上部，而为病则气郁。至于痿弱，手足无力，不能收持，乃血液衰少，故病然也。秋金旺，则雾气蒙郁，而草木萎落，病之象也。

诸寒收引，皆属肾水。

注云：收敛引急，寒之用也，故冬寒则物拘缩也。

（四）六气病解

六气为病，风、热、湿、火、燥、寒，乃天之六气也。

风木厥阴，肝胆之气也。

诸暴强直，支痛緛戾，里急筋缩，皆属于风。

暴强直

注云：暴，卒也，虐害也。强劲有力而不柔和也。直，筋劲强也。

支痛緛戾，里急筋缩

注云：支痛，支，持也，坚固支持，筋挛不柔而痛也。緛，緛缩也；戾，乖戾也，谓筋缩里急，乖戾失常而病也。然燥金主为紧敛、短缩、劲切，而风木为病，反见燥金之化者，由亢则害，承乃制也。况风能湿而为燥也，筋缩者，燥之甚也，故谓风甚皆兼于燥也。

热者，少阴君火之热，乃真心小肠之气也。

诸病喘呕吐酸，暴注下迫，转筋，小便浑浊，腹胀大而鼓之有声如鼓，痈疽疡疹，瘤气结核，吐下霍乱，瞀郁肿胀，鼻窒鼽衄，血溢血泄，淋闷身热，恶寒战栗，惊惑悲笑，谵妄，衄蔑血污，皆属于热。

喘

注云：喘，热则息数气粗而为喘也，故热则脉实而甚数，喘之象也。

呕

注云：火气炎上之象也，故胃膈热甚，则为呕也。

吐酸

注云：酸者，肝木之味也。由火实制金，不能平木，则肝木自甚，故为酸也。法宜湿药散之，亦犹解表之义也。使肠胃结滞开通，怫热散而和之。若久喜酸而不已，不宜温之，宜以寒药下之，后以凉药调之，结散热去，则气和也。

暴注

注云：卒暴注泄，肠胃热甚，则传化失常，火性疾速，故如是也。

下迫

注云：后重里急，窘迫急痛也。火性急速，而能燥物故也。

转筋

注云：转，反戾也，热气燥烁于筋，则挛瘛而痛也。所谓转者，动也，阳动阴静，热证明矣。多因热甚，霍乱吐泻，以致脾胃土衰，则肝木自甚，而热燥于筋，故转筋也。大法曰：渴则为热，凡霍乱转筋而不渴者，未之有也。或不因吐泻，而但外冒于风，腠理闭密，阳气郁结，怫热内作，热燥于筋，则转筋也。故诸转筋，以汤渍之，而使腠理开泄，阳气散而愈也。因汤渍之而愈，故反疑为寒也。

小便浑浊

注云：天气热则水浑浊，寒则水清洁，水体清，火体浊故也。又如清水为汤，则自然浊也。

腹胀大而鼓之有声如鼓

注云：气为阳，阳为热，气甚则然也。

痈

注云：浅而大也。经曰：热胜血则为痈脓也。

疽

注云：深而恶也。

疡

注云：有头小疮也。

疹

注云：浮而小瘾疹也。

瘤气

注云：赤瘤丹熛，热胜气也，火之色也。

结核

注云：火气热甚，则郁结坚硬如果中核也，不必溃发，但以热气散，则自消也。

吐下霍乱

注云：三焦为水谷传化之路，热气甚，则传化失常，而吐下霍乱，火性燥动故也。大法曰：吐利烦渴为热，不渴为寒。或热吐泻，始得之亦有不渴者，若不止，则亡液而后必渴也。或寒本不渴，若不止，亡津液过多，则亦燥而渴也。若寒者，脉当沉细而迟；热者，脉当实大而数。或损气亡液过极，则脉亦不能实数，而反缓弱也，虽尔，亦不为热矣。

瞀

注云：昏也，热气甚，则浊乱昏昧也。

郁

注云：怫热结滞，而气不通畅也。所谓热甚则腠理闭密而郁结也，则如火炼物，反相合而不离也，故热郁则闭塞不通畅也。然寒水主于闭藏，而今反属热者，谓火热亢甚，则反兼水化制之故也。

肿胀

注云：热胜于内，则气郁而为肿也。阳热气甚则腹胀。火主长而高茂，形貌彰显，升明舒荣，皆肿胀之象也。

鼻窒

注云：窒，塞也。火主瞋䐜肿胀，故阳明热，而鼻中瞋胀，则窒塞也。

鼽

注云：鼽者，鼻出清涕也。夫五常之道，微则当其本化，甚则兼其鬼贼，故经曰：亢则害，承乃制也。由是肝热甚则出泣，心热甚则出汗，脾热甚则出涎，肺热甚则出涕，肾热甚则出唾。此乃寒伤皮毛，则腠理闭密，阳热怫郁，而病愈甚也。

衄

注云：阳热怫郁于足阳明，而上热甚，则血妄行为鼻衄也。

血溢

注云：血溢者，上出也。心养于血，故热甚则血有余而妄行也。

血泄

注云：热在下焦，而大小便血也。

淋

注云：小便涩痛，热客膀胱，郁结而不能渗泄故也。可用开结利小便之寒药，以使结散热退，血气宣通，荣卫和平，精神清利而已。

闷

注云：大便涩滞也。热耗其液，则粪坚结，大肠燥涩紧敛故也。俗谓风热结者，谓火甚则制金，不能平木，则肝木自甚故也。或大便溏而闷者，燥热在乎肠胃之外，而湿热在内故也。

身热，恶寒

注云：此热在表也。邪热在表而浅，邪畏其正，故病热而反恶寒也。仲景云：无阳不可发汗。又云：身热恶寒，麻黄汤汗之。汗泄热去，身凉即愈。

战栗

注云：战栗动摇，火之象也。阳动阴静，而水火相反。故厥逆禁固，屈伸不便，为病寒也。栗者，寒冷也。此由心火热甚，亢极而战，反兼水化制之，故寒栗也。然寒栗者，由火甚似水，实非兼有寒气也。故以大承气汤下之，多有燥粪，下后热退，战栗愈矣。

惊

注云：心卒动而不宁也。火主于动，心火热甚故也。虽尔，止为热极于里，乃火极而似水，则喜惊也。反兼肾之恐者，亢则害，承乃制故也。

惑

注云：疑惑、犹豫、浊乱，而志不一也。象火参差而惑乱，故火实则水衰，失志而惑乱也。志者，肾水之神也。

悲

注云：金肺之志也。金本燥，能令燥者，火也。所谓悲泣五液俱出者，火热亢极，而反兼水化制之故也。

笑

注云：蕃茂鲜淑，舒荣彰显，火之化也，故喜为心火之志也。喜极而笑者，犹燔烁火喜而鸣，笑之象也。

谵

注云：多言也。言为心声，犹火燔而鸣，故心火热则多言，犹心醉而热，故多言也。

妄

注云：虚妄也。火为阳，故外清明而内浊昧，其主动乱。故心火热甚，则肾水衰而志不专一，虚妄见闻，而自为问答，则神志失常，而如见鬼神也。

衄衊血污

注云：血出也。污，浊也。心火热极，则血有余；热气上甚，则为血溢。热势亢极，则燥而污浊；亢则害，承乃制，则色兼黑而为紫也。

湿者，太阴湿土，乃脾胃之气也。

诸痉强直，积饮痞隔中满，霍乱吐下，体重胕肿，肉如泥，按之不起，皆属于湿。

疼酸，气逆冲上，禁栗如丧神守，嚏呕，疮疡喉痹，耳鸣或聋，呕涌溢，食不下，目昧不明，暴注瞤瘛，暴病卒死，是皆属于火。

瞀

注云：昏也。则如酒醉而心火热甚，则神浊昧而瞀昏也。

瘛

注云：动也。惕跳动瘛，火之体也。

暴喑

注云：卒痖也。金肺主声，火旺水衰，热乘金肺，而神浊气郁，则暴喑而无声也。

冒昧

注云：冒，昏冒也；昧，昏暗也。气热则神浊冒昧，火之体也。

躁扰

注云：躁动烦热，扰乱而不宁，火之体也。热甚于外，则肢体躁扰；热甚于内，则神志躁动，反覆颠倒，懊侬烦心，不得眠也。由水衰而火之动也，故心胸躁动，谓之怔忪，俗云心忪，皆为热也。

狂越

注云：狂者，无正定也；越者，乖越理法而失常也。夫外清内浊，动乱参差，火之体也；静顺清朗，准则信平，水之体也。由是肾水主智，而水火相反，故心火旺则肾水衰，乃失志而狂越也。凡发热于中，则多干阳明胃经也，故经云：阳明之厥，面赤而热，妄言。

骂詈

注云：言为心之声也。骂詈，言之恶也。今病阳实阴虚，则水弱火强，制金而不能平木，而善言恶发，骂詈不避亲疏，本火热之所生也。

惊骇

注云：惊骇者，惊愕也，火之用也。

胕肿

注云：热胜肉而阳气郁滞故也。

疼酸

注云：酸疼也。由火实制金、不能平木，则木王而为兼化，故酸疼也。

气逆冲上

注云：火气炎上故也。

禁栗如丧神守

注云：战栗禁冷也。如丧神守者，神能御形，而反禁栗，则如丧失保守形体之神也。

嚏

注云：鼻中因痒，气喷作声也。鼻为肺窍，痒为火化，心火邪热，干于阳明，发于鼻而痒，则嚏也。

疮疡

注云：君火化同也。

涩也。或麻者，亦由涩也。由水液衰少而燥涩，气行壅滞，而不得滑泽通利，气强攻冲，而为麻也。俗方多用乌附辈者，令气因之冲开道路，以得通利，气行，故麻愈也。无热证，即当此法，治之甚佳。或风热胜湿为燥，因而病麻，则宜以退风散热，活血养液，润燥通气之凉药调之，则麻自愈也。治诸燥涩，只如此法是也。

枯涸，干劲

注云：枯，不荣王也；涸，无水液也；乾，不滋润也；劲，不柔和也。

然春秋相反，燥湿不同故也。大法曰：身表热为热在表；渴饮水为热在里；身热饮水，表里俱有热；身凉不渴，表里俱无热。经所不取火化渴者，谓渴非特为热，如病寒吐利，亡液过极，则亦燥而渴也；虽病风热，而液尚未衰，则亦不渴也。岂可止言渴为热，而痞为寒也。

皴揭

注云：皮肤启裂也。乾为天，为燥金；坤为地，为湿土。天地相反，燥湿异用，故燥金主于紧敛，故秋脉紧细而微；而湿土主于纵缓，故六月其脉缓大而长也。如地湿则纵缓滑泽，干则紧敛燥涩，皴揭之理明矣。俗言皴揭为风者，由风能胜湿，而为燥故也。经云：厥阴所至，为风府，为璺启[①]，由风胜湿而为燥也。

---

① 璺启：璺，音问，裂纹；启，开拆。璺启，指植物萌芽破土而出。

寒者，太阳寒水，乃肾与膀胱之气也。

诸病上下所出水液，澄澈清冷，癥瘕㿗疝，痞坚，腹满急痛，下利清白，食已不饥，吐利腥秽，屈伸不便，厥逆禁固，皆属于寒。

诸病上下所出水液，澄澈清冷

注云：澄湛而不浑浊也。水体清净，而其气寒冷，故水谷不化，而吐利清冷，水液为病寒也。如天气寒，则浊水自然澄清也。

癥

犹征也。注云：腹中坚硬，按之应手，谓之癥也。水体柔顺，而今反坚硬如地体者，亢则害，承乃制也。故病湿过极而为痉，反兼风化制之也。风病过极而反燥，筋脉劲急，反兼金化制之也。燥病过极而烦渴，反兼火化制之也。热病过极而反出五液，或为战栗恶寒，反兼水化制之也。其为治者，俾以泻其过极之气，以为病本，不可反误治其兼化也。夫五常之道，甚而无以制之，则造化息矣。如春木王而多风，风大则反凉，是反兼金化制其木也。大凉之下，天气反温，乃火化承其金也。夏火热极，体反出液，是反兼水化制其火也。因而湿蒸云雨，乃土化承于水也。雨湿过极，而兼烈风，乃木化制其土也。飘骤之下，秋气反凉，乃金化承于木也。凉极而反燥，乃火化制其金也。因而以为冬寒，乃水化承于火也。寒极则水凝如地，乃土化制其水也。凝其阳厥者之病脉证，皆为阳证，热极而反厥，时复反温，虽厥而烦渴谵妄，身热而脉数也。若阳厥极深，而至身冷，反见阴脉，而欲绝者，止为热极而欲死也。经曰：一阴一阳之谓道，偏阴偏阳之谓疾，阴阳以平为和，以偏为病，万物皆负阴抱阳而生，故孤阴不长，独阳不成；是以阳气极甚，而阴气极衰，则阳气怫郁，阴阳偏倾，而不能宣行，则阳气蓄聚于内，而不能营运于四肢，则手足厥冷为阳厥。仲景曰：热深则厥亦深；热微则厥亦微。又曰：厥当下之，下后厥愈。当以凉药养阴退阳，凉膈散、调胃承气汤下之是也。大凡治病者，必先明其标本，标者末，本者根源也。故经曰：先病为本，后病为标。又曰：标本相传，先以治其急者。又言：六气为本，三阴三阳为标，故病气为本，受病经络脏腑谓之标。夫标本微甚，治以逆从，不可不通也。故经曰：知逆与从，正行无问；明知标本，万举万当；不知标本，是谓妄行。正此谓也。

十一、六气方治

（一）风

防风通圣散

治一切风热郁结，气血蕴滞，筋脉拘挛，手足麻痹，肢体焦痿，头痛昏眩，腰脊强痛，耳鸣鼻塞，口苦舌干，咽嗌不利，胸膈痞闷，咳呕喘满，涕唾稠黏，肠胃燥热结，便溺淋闭。或肠胃蕴热郁结，水液不能浸润于周身，而为小便多出者；或湿热内甚，而时有汗泄者；或表之正气与邪热并甚于里，阳极似阴，而寒战烦渴者；或热甚变为疟疾，久不已者；或风热走注，疼痛麻痹者；或肾水阴虚，心火阳热暴甚而中风；或暴喑不语，及暗风痫者；或破伤中风，时发潮热搐搦，并小儿热甚惊风；或斑疹反出不快者；或热极黑陷，将欲死者；或风热疮疥久不愈者；并解耽酒热毒，及调理伤寒，发汗不解，头项肢体疼痛，并宜服之。

防风二钱半 川芎五钱 石膏一钱 滑石二钱 当归一两 赤芍五钱 甘草二钱半炙 大黄五钱 荆芥穗二钱半 薄荷叶二两 麻黄五钱去根苗节 白术五钱 山栀子二钱 连翘五钱 黄芩五钱 桔梗五钱 牛蒡酒浸五钱 人参五钱 半夏姜制，五钱

已上共五钱，上为粗末，每服四钱，水一盏，生姜三片，煎至六分，去渣，温服。不计时候，日三服。病甚者五七钱至一两；极甚者，可下之，多服，二两、三两；得利后，却当服三五钱，以意加减。病愈，更宜常服，则无所损，不能再作。

灵砂丹

治风热郁结，血气蕴滞，头目昏眩，鼻塞清涕，口苦舌干，咽嗌不利，胸膈痞闷，咳嗽痰实，肠胃燥涩，小便赤；或肾水阴虚，心火炽甚，及偏正头风痛，发落

防风天麻散

治风痹走注，肢节疼痛，中风偏枯，或暴喑不语，内外风热壅滞；解昏眩。

防风 川芎 天麻 羌活 白芷 当归 草乌头 白附子 荆芥穗 甘草炙，各半两 滑石二两

上为末，热酒化蜜少许，调半钱，加至一钱，觉药力运行微麻为度。或炼蜜丸如弹子大，每服一丸，热酒化下。或半丸，细嚼，白汤下亦得。散郁结，宣气血。如甚者，服防风通圣散。

祛风丸

治风偏，手足颤抖，语言謇涩，筋骨痛。

乌头炮 天南星 草乌头炮 半夏 绿豆粉各一两 甘草 川芎 白僵蚕 藿香 零零香 地龙 蝎梢各三两 川姜半两炮

上末一两，用绿豆粉一两，白面二两，滴水丸梧子大。每三五丸，细嚼，茶清下，或五七丸亦得，食后服，初服三丸，渐加多。

大通圣白花蛇散

中府之药也。大治诸风，无问新久，手足亸曳[①]，腰脚缓弱，行步不正，精神昏昧，口眼㖞斜，语言謇涩，痰涎壅盛，筋脉挛急，肌肉顽痹，皮肤燥痒，骨节

---

① 手足亸曳：亸，音朵，下垂；曳，拖。手足亸曳，指手足下垂拖曳，不能随意运动。

疼，目眩，下注腰脚，疼痛腿重，肿疡生疮；或痛无常处，游走不定，及风气上攻，面浮肿耳鸣，并宜服之。

天麻去苗　赤箭　防风去苗　藁本　木香　海桐皮　肉桂　杜仲炒　干山药　当归　威灵仙　白附子炮　菊花　蔓荆子　羌活去芦　虎骨酥炙　白芷　干蝎　白花蛇酒浸去皮，骨肉用　萆薢　甘草炙　牛膝去苗　郁李仁去皮研　厚朴姜制，各一两

上为末，每服一钱至二钱，温酒调下，荆芥汤调下亦得，空心服之。常服祛风逐气，通行荣卫，久病风人，尤宜常服。轻者中风，不过二十服，平安如故。

活命金丹

治风中脏不语，半身不遂，肢节顽痹，痰涎上潮，咽嗌不利，饮食不下，牙关紧禁，及解一切药毒，发热腹胀，大小便不利，胸膈痞满，上实下虚，气闭面赤，汗后余热不退，劳病诸证，无问老幼妇人，俱得服之。

川芎　甘草　板蓝根　葛根各一两　龙脑二钱研　麝香二钱研　牛黄研五分　生犀　桂各三钱　珠子粉半两　川大黄二两半　甜硝一两　辰砂四钱，一半为衣　青黛三钱　薄荷五钱

上为细末，炼蜜同水浸蒸饼，糊为剂，每一两做十丸，别入朱砂为衣，就湿，以真金箔四十叶为衣。葛月修合，磁器内收贮，多年不坏。如风毒，茶清送下；解毒药，新冷水化下；余热劳病，及小儿惊热，薄荷汤化下。已上煎，量大小加减用之。

至宝丹

治卒中风急不语，中恶气绝，中诸物毒，暗风，中热疫毒，阴阳二毒，山岚瘴气毒，中暑毒，产后血晕，口鼻血出，恶血上攻心，烦躁，心肺积热，霍乱吐利，风注筋惕，大肠风秘，神魂恍惚，头目昏眩，眠卧不安，唇口干焦，伤寒狂语，小儿急惊，风热卒中，客忤[①]，不得眠睡，惊风搐搦，已上无不治者。

辰砂五两水飞　生犀五两　麝香二两半　玳瑁五两　牛黄二两　龙脑五两水飞　人参五两　银箔一百二十片，一半为衣，余入药　琥珀五两　安息香五两，用酒半升熬膏　金箔二百二十片，一半为衣，余入药　雄黄一两半　南星三两，水煮软，切片。一法：酒二升半，浸蒸七次，焙干用

上为细末，半用安息香膏，次炼蜜。一处搜和为丸，梧子大，每服三丸至五丸，煎人参汤下之。小儿一丸至二丸，汤下之同上。

牛黄通膈汤

治初病风证，觉一二日实，则急下之。

牛黄二钱别研　大黄一两　甘草一两炙　朴硝三钱别研

上件为末，每服一两，水二盅，除牛黄、朴硝外，煎至一盏，去渣，入牛黄、朴硝一半调服，以利三二行为度。未利，再量虚实加减服之。

---

① 客忤：小儿突然受到外界异物、巨响等惊吓，表现面色发青，口吐涎沫，喘息腹痛，肢体抽搐，状如惊痫。

（二）暑热

白虎汤

伤寒大汗出后，表证已解，心胸大烦，渴欲饮水。及吐或下后七八日，邪毒不解，热结在里，表里俱热，时时恶风，大渴，舌上干燥而烦，欲饮水数升者，宜服之。又治夏月中暑毒，汗出，恶寒，身热而渴。

知母去皮一两半　甘草一两炙　粳米一合　石膏乱文者，别研，四两

上为末，每服三钱，水一盏半，煎至一盏，去渣，温服。小儿量力与之。或加人参少许同煎亦得，食后服。此药立夏后立秋前可服，春时及秋后并亡血虚人不宜服。

桂苓甘露饮

治饮水不消，呕吐泻利，流湿润燥，宣通气液，水肿腹胀，泄泻不能止者。兼治霍乱吐泻，下利赤白，烦渴，解暑毒大有神效，兼利小水。

白茯苓去皮　白术　猪苓　甘草炙　泽泻已上各一两　寒水石一两别研　桂去粗皮半两　滑石二两别研

上为末，或煎，或水调，二三钱任意，或入蜜少许亦得。

桂苓白术散

治冒暑、饮食，所伤转甚，湿热内甚，霍乱吐泻，

转筋急痛，腹满痞闷，小儿吐泻惊风，宜服之。

木香　桂枝　藿香　人参　茯苓去皮各半两　甘草炙　白术　葛根　泽泻　寒水石各一两　滑石　石膏

上为末，每服三钱，白汤调下，新水或生姜汤亦得。

益元散

桂府滑石二两烧红　甘草一两

上为极细末，每服三钱，蜜少许，温水调下，无蜜亦得。或饮冷者，新水亦得。或发汗，煎葱白豆豉汤调，无时服。

竹叶石膏汤

治伤寒解后，虚羸少气，气逆欲吐。

淡竹叶六钱半锉　石膏四两别研　人参　甘草炙，各半两　麦门冬一两半　半夏二钱半汤洗

上锉如麻豆大，每服五钱，水一盏半，入粳米百余粒，煮取八分，米熟，去渣，温服。

化痰玉壶丸

南星　半夏生　天麻各一两　白面三两

上为细末，滴水丸梧子大，每服二十丸，用水一大盏，先煎令沸，下药煮，候浮，漉出，方熟。放温，别用生姜汤下，不拘时。

四君子汤

治烦热燥渴。

白茯苓去皮　人参去芦　甘草炙　白术各等分

上㕮咀，每服三钱，水一盏，煎至七分，去渣，温服。

白术散

治诸烦热渴，津液内耗，不问阴阳，服之止渴生津液。

白术　人参　白茯苓去皮　甘草炙　藿香　木香各一两　干葛二两

上为粗末，每服三钱，水一盏，煎至七分，去渣，温服，不拘时。

小柴胡汤

治伤寒温病，恶风，颈项强急，胸膈胁痛，呕哕烦渴，寒热往来，身面皆黄，小便不利，大便秘硬；或过经未解，潮热不除；及差后劳复，发热头痛，妇人伤风，头痛烦热，经血适断，寒热如疟，发作有时；及产后伤风，头痛烦热，并宜服之。

柴胡四两去苗　黄芩　人参　半夏汤洗七次　甘草各一两半

上为粗末，每服二钱，水一盏半，生姜五片，枣子一枚，擘破，同煎至七分，去渣，热服，不拘时。小儿分作二服，更量加减。

升麻葛根汤

治大人小儿，时气瘟疫，头痛发热，肢体烦热，疮疹未发，并宜服之。

升麻　葛根　甘草炙　芍药各半两

上为末，每服三钱，水一盏半，煎至一盏，去渣，稍热服，不拘时。日进二三服，病去身凉为度。小儿量力与服。

（三）湿土

葶苈木香散

治湿热内外甚，水肿腹胀，小便赤涩，大便滑泻。

葶苈　茯苓去皮　白术　猪苓去皮，各一两　木香半钱　泽泻　木通　甘草各半两　桂一钱　滑石三两

上为细末，每服三钱，白汤调下，食前服。此药下水湿，消肿胀，止泻利，利小便。若小便不得通利，而反转泄者，此乃湿热癃闷[①]极深，而攻之不开，故反为注泻，此正气已衰，多难救也。慎不可攻之，而无益耳。

白术木香散

治喘嗽肿满，欲变成水病者，不能卧，不欲饮食，小便闭者。

白术　猪苓去皮　泽泻　赤茯苓已上各半两　木香　陈皮各二两去白　槟榔　官桂各二钱　滑石三两

上为粗末，每服五钱，水一盏，生姜三片，煎至七

---

① 癃闷：即癃闭。癃，指小便不畅，点滴而出；闷，小便不通，点滴不出。

分，去渣，食前温服。

大橘皮汤

治湿热内甚，心腹胀满，水肿，小便不利，大便滑泄。

橘皮一钱半 木香一钱 滑石六钱 槟榔三钱 茯苓一两去皮 猪苓去皮 泽泻 白术 官桂各五钱 甘草三钱

上为末，每服五钱，水一盏，生姜五片，煎至七分，去渣，温服。

桂苓白术丸

消痰逆，止咳嗽，散痞满壅塞，开坚结痛闷，推进饮食，调和脏腑，无问寒湿湿热，呕吐泻利，皆能开发，以令遍身流湿润燥，气液宣平而愈。并解酒毒，兼疗肺痿痨嗽，水肿腹胀，泻利不能止者。服之，利止为度，后随证治之。

楝桂 干生姜各一分 茯苓去皮 半夏各一两 白术 红皮去瓤 泽泻各半两

上为末，面糊为丸，如小豆大。每服二三十丸，生姜汤下，日进三服。病在膈上，食后服；膈下，食前服；在中者，不拘时。或一法：加黄连半两，黄柏二两，水丸，取效甚妙。

六一散

治身热呕吐泄泻，肠澼下利赤白。治癃闭淋痛，利小便。偏荡胃中积聚寒热，宣积气，通九窍六腑，生津液，去留结，消蓄水，止渴，宽中，除烦热心躁。治腹胀痛，补益五脏，大养脾胃肾之气，理内伤阴痿，安魂定魄，补五劳七伤，一切虚损。主痫痓[①]惊悸，健忘，心烦满短气，脏伤咳嗽，饮食不下，肌肉疼痛。治口疮，牙齿疳蚀[②]，明耳目，壮筋骨，通经脉，和血气，消水谷，保真元，解百药酒食邪毒，耐劳役饥渴，宣热，辟中外诸邪所伤，久服强志轻身，驻颜延寿；及解中暑、伤寒、疫疠、饥饱、劳损、忧愁、思虑、恚怒、惊恐、传染，并汗后遗热，劳复诸病，并解两感伤寒，能令遍身结滞宣通，气和而愈。及妇人下乳催生，并产后损液血衰，阴虚热甚，一切热病，并宜服之。兼防发吹奶[③]乳痈，或已觉吹乳乳结，顿服即愈，乃神验之仙药也，惟孕妇不可服。

滑石六两烧红　甘草一两微炒

上为细末，每服三钱，蜜少许，温水调下，无蜜亦得，日三四服，或水调下亦得。解利发汗，煎葱白豆豉汤下四钱，并三四服，以效为度。此药寒凉，解散郁热。若病甚不可解，多服无害，但有益耳。

五苓散

治伤寒温热，病在表里未解，头痛发热，口燥咽干，烦渴饮水，或水入即吐，小便不利，及汗出表解，

---

① 痫痓：痫，癫痫；痓，音赤，痉病。

② 牙齿疳蚀：牙龈红肿、溃烂疼痛、流腐臭脓血等症。

③ 吹奶：即乳痈的早期，又名产后吹乳。《校注妇人良方·卷二十三》：“产后吹乳。因儿饮口气所吹，令乳汁不通，壅结肿痛。”

烦渴不止者，宜服之。及治霍乱吐利，烦渴饮水。

泽泻二两半　猪苓　赤茯苓去皮　白术　官桂去皮各一两

上为粗末，每服三钱，热汤下。恶热，欲饮冷者，新水调下，或生姜汤下愈妙。或加滑石二两甚佳。或喘嗽咳烦心不得眠者，加阿胶半两。及治瘀热在里，身发黄疸，浓煎茵陈蒿汤调下，食前服。疸病发渴，及中水引饮，亦可服，新汲水调下。小儿加白术末少许，如虚热，加黄芪、人参末少许。

赤茯苓丸

治脾胃水湿太过，四肢肿满，腹胀喘逆，气不宣通，小便赤涩。

葶苈四两炒　防己二两　赤茯苓一两　木香半两

上为细末，枣肉丸，梧子大，每服三十丸，桑白皮汤食前下。

人参葶苈丸

治一切水肿喘满不可当者。

人参一两去芦　苦葶苈炒四两

上为细末，枣肉丸，梧子大，每服三十丸，煎桑白皮汤下。

海藻散

治男子遍身虚肿，喘满闷不快者。

海藻锉碎　川大黄　大戟并锉　续随子去壳，已上各二两

上件，好酒二盅，净碗内浸一宿，取去晒干候用。

甘遂面炒黄色一两　白牵牛生一两　滑石半两　肉豆蔻　青皮去瓤　橘皮去白，已上各一两

上为细末，每服二钱，如气实者，三钱半，平明冷茶清调下，至辰时取下水二三行，肿减五七分。隔二三日，平明又一服，肿消。鱼肉盐皆忌。一曰：小儿肿一钱，五岁以下者半钱，孕妇勿服。

（四）火

凉膈散

治伤寒表不能解，半入于里，下证未全，下后燥热怫结于内，心烦懊侬不得眠，脏腑积热，烦渴头昏，唇干咽燥，喉痹目赤，颊硬，口舌生疮，咳唾稠黏，谵语狂妄，肠胃燥涩，便溺闭结，风热壅滞，疮癣发斑，惊风热极，豆黑陷欲死者。

连翘一两　山栀　大黄　薄荷　黄芩已上各半两　甘草一两半　朴硝一钱

加减法：咽喉痛涎嗽，加荆芥半两，桔梗一两；咳而呕者，加半夏半两，每服生姜三片同煎。血衄呕血，加当归、芍药各半两，生地黄一两。淋者加滑石四两，茯苓一两。风眩目痛，加川芎半两，石膏三两，防风半两。斑疹，加葛根一两，荆芥半两，赤芍、川芎、防风、桔梗各半两。

上为末，每服二钱至五钱，水一盏，蜜少许，同煎至七分，去渣，温服。虚实加减如前。或小儿可服七

分、八分，或无热，甚黑陷，腹胀喘息，小便赤涩而将死者，此一服，更加大承气汤约下之，得和者即差。

黄连解毒汤

治伤寒杂病燥热毒，烦闷干呕，口燥，呻吟喘满，阳厥极深，蓄热内甚，俗妄传为阴毒[1]者。及汗吐下后，寒凉诸药，不能退热势，并两感证同法。

黄连　黄柏　黄芩　大栀子各半两

上锉麻豆大，每服半两，水一盏，煎至四分，去渣，温服。或腹满呕吐，或欲作利者，每服加半夏三个，厚朴二钱，茯苓四钱去皮，水一盏半，姜三片，煎半盏，去渣，温服，名曰黄连半夏解毒汤。

三一承气汤

治伤寒杂证，内外所伤，日数远近，腹满咽干，烦渴谵妄，心下按之硬痛，小便赤涩，大便结滞，或湿热内甚而为滑泄，热甚喘咳闷乱，惊悸狂癫，目病口疮，舌肿喉痹痈疡，阳明胃热发斑，脉沉而可下者。小儿热极风惊，潮搐昏塞，并斑疹黑陷不起，小便不通，腹满欲死。或斑疹后，热不退，久不作痂，或作斑痈疮癣，久不已者，怫热内盛，痃癖[2]坚积，黄瘦疟疾，久新暴

---

① 阴毒：感受疫毒所致的一种病证。《金匮要略·百合狐惑阴阳毒病脉证治》："阴毒之为病，面目青，身痛如被杖，咽喉痛。"

② 痃癖：古病名。痃，指脐的两旁有条状筋块扛起，状如弓弦，大小不一，或痛或不痛；癖，指潜匿于两胁之间的积块，痛时摸之才觉有物。

卒心痛，风痰酒隔，肠垢积滞，久壅风热，暴伤酒食，烦心闷乱，脉数沉实。或肾水阴虚，阳热暴甚，而僵仆卒中，一切暴喑不语，蓄热内伤，阳厥极深，脉反沉细欲绝。或表之冲和正气，与邪气并之于里，则里热亢极似阴，反为寒战，脉微而绝。或风热燥甚，客于下焦，而大小便涩滞不通者。或产妇死胎不下；或两感表里热甚，须可下者。

大黄　芒硝　枳壳　厚朴各半两　甘草一两

上锉如麻豆大，水一盏半，姜三片，煎至六分，下硝一二沸，去渣，热服，以利为度。热甚者，作一服，得利为效，临时消息。

八正散

治大人小儿心经邪热，一切蕴毒，咽干口燥，大渴引饮，心忪面热，烦躁不宁，目赤睛痛，唇焦鼻衄，口舌生疮，咽喉肿痛；又治小便赤涩，或癃闭不通，及热淋血淋，并宜服之。

大黄面裹煨干用　瞿麦　木通　萹蓄　车前子　山栀　甘草炙　滑石已上各一两

上为散，每服二钱，水一盏，入灯心些子，煎至七分，去渣，温服，食后临卧。小儿量力与之。

洗心散

治风壅壮热，头目昏痛，肩背拘急，肢节烦疼，热气上冲，口苦唇焦，咽喉肿痛，痰涎壅滞，涕唾稠黏，心神烦躁，眼涩睛疼，及寒热不调，鼻塞声重，咽干多渴，五心烦热，小便赤涩，大便闭硬宜服。

大黄面裹煨净用　甘草炙　当归去苗洗　芍药　麻黄去根　荆芥穗各半两　白术三钱半

上为细末，每服二钱，水一盏，生姜、薄荷各少许，同煎至七分，内硝更上火煎一二沸，去渣，温服。如小儿麸豆疮疹，欲发先狂语，多渴，及惊风积热，可服一钱，并临卧服。如大人五脏壅实，欲要溏转，加至四五钱，乘热服之。

调胃承气汤

治胃中热实而下满，一切胃经实热者，皆可服之。

大黄炙半两　芒硝半两　甘草半两[①]

《内经》曰：热淫于内，治以咸寒，佐以苦甘。芒硝咸寒以除热，大黄苦寒以荡实，甘草甘平以助二物，推陈致新法也。

上件锉如麻豆大，水一盏，煮二味至七分，去渣，内硝更上火煎一二沸，服之。

大承气汤

治痞满燥实，地道不通。

大黄苦寒一两　厚朴苦寒姜制二两　芒硝咸寒一合　枳壳五个去瓤麸炒

《内经》曰：燥淫于内，所胜以苦下之，大黄枳实

① 甘草半两：原书作“大黄半两”，据下文方解改正方。

之苦，以除燥热。又曰：燥淫于内，治以苦温，厚朴之苦下燥结。又曰：热淫所胜，治以咸寒，芒硝之咸，以攻郁热蕴结。

上四味，以水五升，先煮二味，取三升，去渣，内大黄，取二升，去渣，入芒硝，更上火微煎一二沸，分二服，得下勿服余者。方内去硝，即小承气汤也，治证同。

柴胡饮子

解一切肌热、蒸热、积热，及寒热往来，蓄热或寒战，及伤寒发汗不解，或不经发汗传受，表里俱热，口干烦渴，或表热入里，下证未全，下后热未除，及汗后余热、劳复，或妇人经病不快，产后但有如此之证，并宜服之，乃气分热也。

柴胡　人参　黄芩　甘草炙　大黄　当归　芍药各半两

上为粗末，每服四钱。水一盏，姜三片，煎至六分，去渣，温服。小儿分三服，不拘时日。三服除病为度，热甚者加服。

白虎汤

方见前暑热内，此方加甘草半两。

桃仁承气汤

治热结膀胱，其人如狂，热在下焦，与血相搏，血下则热随出而愈。

芒硝　甘草　桂枝各六钱　桃仁五十个去皮尖　大黄一两三钱

甘以缓之，辛以散之，小腹急结，缓以桃仁之甘；下焦蓄血，散以桂枝之辛；大热之气，寒以取之；热甚搏血，加二物于调胃承气汤中也。

上五味，㕮咀，以水二升三合，煮取一升二合，去渣，内芒硝，煎一二沸，分五服。

神芎丸

治一切热证，常服保养，除痰，消酒食，清头目，利咽膈，能令遍身结滞宣通，气利而愈。神强体健，耐伤省病。并妇人经病，产后血滞，腰脚重痛，小儿积热，惊风潮搐，藏用丸，亦曰显仁丸。加黄连、薄荷、川芎各半两，名曰神芎丸。

大黄　黄芩各二两　牵牛　滑石各四两

上为末，滴水丸如小豆大，或炼蜜丸亦妙。每十五丸加至五七十丸，温水下，冷水亦得。

（五）燥

脾约丸

约者，结约之象，又曰约束之约也。《内经》曰：饮入于胃，游溢精气，上输于脾，脾气散精，上归于肺，通调水道，下输膀胱，水精四布，五经并行，为其津液者。脾气结，约束精液，不得四布五经，但输膀胱，致小便数，大便硬，故曰其脾为约。麻仁味甘平，杏仁甘温。《内经》曰：脾欲缓，急食甘以缓之。麻仁、杏仁润物也。《本草》曰：润可以去枯，肠燥必以甘润之物为主，是以麻仁为君，杏仁为臣。枳壳味苦寒，厚朴味苦温，润燥者必以甘，甘以润之；破结者必以苦，苦以泄之。枳壳、厚朴为佐，以散脾之约；芍药味酸微寒，大黄味苦涌泄为阴，芍药、大黄为使，以下脾之结。燥润结化，津液还入胃中，则大便利，小便数愈。

麻仁一两　白芍药　枳壳　厚朴各半两　大黄二两　杏仁汤浸去皮尖研三钱

上为极细末，蜜丸梧子大，米饮下三十丸，日进三服，渐加，以利为度。

润肠丸

治脾胃中伏火，大便秘涩，或干燥不通，全不思食，此乃风结秘、血结秘，皆令闷塞也。风以润之，血以和之，和血疏风，自通利矣。

麻仁　桃仁去皮尖　羌活　当归　大黄各半两

上除麻仁、桃仁别研如泥，余药细研，炼蜜丸梧子大，每服五十丸至百丸，空心白汤下。如血涩而大便燥者，加桃仁酒洗大黄。如大便不通而涩，滋其荣甚者，急加酒洗大黄；如风结燥，大便不行，加麻仁、大黄；如风湿大便不行者，加皂角仁、大黄、秦艽以利之；如脉涩，觉身有气涩而大便不通者，加郁李仁、大黄以除气涩。

当归润燥汤

升麻一两　当归一两　生地黄二两　甘草一钱炙　干地黄

一钱　桃仁一钱研　麻仁一钱　红花半钱　大黄一钱煨

上桃仁、麻仁别研如泥，余锉麻豆大作一服，水二盅，入桃仁、麻仁煎至一盏，去渣，空心宿食消尽，稍热服。

橘杏丸

治气闭，老人、虚弱人皆可服。

橘皮　杏仁汤浸去皮尖

上二味等分，炼蜜丸梧子大，每服七十丸，空心米饮下。

七宣丸

疗风气，治结聚宿食不消，兼砂石皮毛在腹中，及积年腰脚疼痛，冷如冰石，脚气冲心，烦愦，头眩暗倒，肩背重，心腹胀满，胸膈痞塞，风毒肿气，连及头面，大便或秘，小便时涩，脾胃虚痞，不能饮食，脚转筋，挛急掣痛，心神恍惚，眠卧不安等疾。

柴胡去苗，五两　桃仁去皮，六两　枳实麸炒，五两　诃子皮五两　木香五两　大黄面煨，十五两　甘草炙，四两

上为细末，炼蜜丸梧子大，每服二十丸，食前临卧服，米饮下一服，加至四五十丸，宣利为度。觉病势退，服五补丸，不问男女老幼，并可服之，量与加减。

麻仁丸

调三焦，和五脏，润肠胃，除风气，及治风热壅结，津液耗少，令大便闭涩不通，高年及有风人大便

秘，宜服之。

枳实面炒　白槟榔各一两半　羌活一两洗　菟丝子一两半酒浸别末　山茱萸一两半　郁李仁四两去皮　车前子一两半　肉桂一两　木香一两　大黄四两半　麻仁四两别研

上为细末，炼蜜丸如梧子大，每服十五丸至二十丸，临卧温水下。

神功丸

治三焦气壅，心腹痞闷，六腑风热，大便不通，腰脚疼痛，肩背重疼，头昏面热，口苦咽干，心胸烦躁，眠卧不安，及治脚气，并素有风人大便结燥。

大黄四两面煨　麻仁二两别研　人参二两　诃子皮四两

上一处研，炼蜜丸如梧子大，每服三十丸，温水下，酒亦得，食后服。如大便不通，倍服，利为度。

厚朴汤

凡治脏腑之秘，不可一例治疗，有虚秘，有实秘。有胃实而秘者，能饮食，小便赤，当以麻仁丸、七宣丸之类主之。胃虚而秘者，不能饮食，小便清利，厚朴汤宜之。

厚朴三两锉　白术五两　半夏二两炮　枳壳二两炒　陈皮三两

上为细末，每服三钱。水一盏半。姜三片，枣三个，煎至一盏，去渣，温服，空心食前。胃实秘，物也；胃虚秘，气也。

七圣丸

治风气壅盛，痰热结搏，头目昏重，涕唾稠黏，心烦面热，咽干口燥，精神不爽，夜卧不安，肩背拘急，胸膈痞闷，腹胀胁满，腰腿重痛，大便秘涩，小便赤涩，宜服之。

川芎　肉桂　木香　大黄各半两酒浸　羌活一两　郁李仁一两去皮　槟榔半两

上七味为末，炼蜜丸梧子大，每服十五丸至二十丸，温水下，食后临卧服。山岚瘴地，最宜服之。更量脏腑虚实加减。

犀角丸

治三焦邪热，一切风气，又治风盛痰实，头目昏重，肢体拘急，痰涎壅塞，肠胃燥结，大小便难。

黄连　犀角各一两　人参二两　大黄八两　黑牵牛二十两

上与黑牵牛和合为细末，炼蜜丸如梧子大，每服十五丸至二十丸，卧时温水下，更量虚实加减。

（六）寒水

大已寒丸

治大寒积冷，脏腑虚寒，心腹疼痛，胸胁胀满，泄泻肠鸣，下利自汗，米谷不化，阳气暴衰，阴气独盛，手足厥冷，伤寒阴胜，神昏脉短，四肢怠惰，并宜服之。

干姜　良姜各六两　桂　荜拨各四两

上为末，水糊丸梧子大，每二十丸，米饮汤下，食前服。

四逆汤

治阴证伤寒，自利不渴，呕哕不止，或吐利俱作，小便涩；或利，脉微欲绝，腹痛胀满，手足厥冷；或病内寒外热，下利清谷，四肢沉重；或汗出不止，并宜服之。此药助阳救衰。

甘草炙六钱　干姜半两　熟附子一枚去皮

上㕮咀，每服四钱。水一盏半，煎至七分，温服，不拘时。

附子理中丸

治脾胃冷弱，心腹绞痛，呕吐泻利，转筋霍乱，体冷微汗，手足厥冷，心下逆满，腹中雷鸣，呕吐不止，饮食不进，及一切沉寒痼冷，并宜服之。

人参　白术　干姜炮　甘草　附子各二两，炮去皮脐

上五味为末，炼蜜丸，每两做十丸，每服一丸，水一盏，拍破，煎至七分，稍热，空心食前服之。

胡椒理中丸

治脾胃虚寒，气不通宣，咳嗽喘急，逆气虚痞，胸膈噎闷，腹胀满痛，迫塞短气，不能饮食，呕吐痰水不止。

胡椒　荜拨　干姜炮　款冬花　甘草　陈皮　良姜

细辛去苗各四两　白术五两

上为细末，炼蜜丸梧子大，每服五丸至七丸，温酒下，不拘时，日进三服。

理中丸

治中焦不和，脾胃宿冷，心下虚痞，腹疼痛，胸胁逆冷，饮食不下，噫气吞酸，口苦失味，怠惰嗜卧，不思饮食，及肠鸣自利，米谷不化。

白术　干姜炮　人参去芦　甘草炙，各等分

上为末，炼蜜丸梧子大，每服三十丸至五十丸，空心沸汤下。为粗末，理中汤也，味数相同。

铁刷汤

治积寒痰饮，呕吐不止，胸膈不快，饮食不下，并宜服之。

半夏　草豆蔻　丁香　干姜炮　诃子皮各三钱　生姜一两

上㕮咀。水五盏，煎至二盏半，去渣，分三服，相继不拘时。大吐不止，加附子三钱，生姜半两。

桂附丸

治风邪冷气，入乘心络，或脏腑暴感风寒，上乘于心，令人卒然心痛，或引背膂，甚则经久不差。

川乌头三两炮去皮脐　附子三两　干姜二两炮　赤石脂二两　桂二两　蜀椒去目微炒

上六味为末，炼蜜丸梧子大，每服三十丸，温水下，觉至痛处即止；若不止，加至五十丸，以知为度。若早服无所觉，至午后，再服二十丸。若久心痛，每服三十丸至五十丸，尽一剂，终身不发。

姜附汤

治五脏中寒，或卒然晕闷，手足厥冷。

干姜　附子炮去皮脐　甘草炙各半两

上㕮咀，每服四钱。水一盏半，姜五片，煎至七分，去渣，食前服。夹风不仁，加防风半两；兼湿肿满，加白术半两；筋脉挛急，加木瓜半两；肢节疼，加桂心半两。

加减白通汤

治形寒饮冷，大便自利，完谷不化，腹脐冷痛，足胫寒逆。《内经》云：寒淫于内，治以辛热；湿淫于内，治以苦热，以苦发之。以附子大辛热，助阳退阴，温经散寒，故以为君。干姜、官桂，辛甘大热，亦除寒湿；白术、半夏苦辛，温胃燥脾湿，故为臣。草豆蔻、炙甘草、人参，甘辛大温，温中益气；生姜辛大温，能除湿之邪；葱白辛温，以通上焦阳气，故以为佐。又云：补下治下制以急，急则气味厚，故大作汤剂投之，不数服而止痛减，足胫渐温，调饮食数次平复。

附子一两，去皮脐　干姜一两，炮　官桂五钱　白术五钱　草豆蔻煨　甘草　人参　半夏炮，各五钱

上㕮咀，每服一两。水二盏半，生姜五片，葱五

茎，煎至一盏二分，去渣，空心服。

二姜丸

治痼冷。

良姜　干姜炮，各三两

上二味等分，为末，酒糊丸梧子大，每服三十丸，空心下。

术附汤

治沉寒痼冷。

黑附子炮，一两　白术一两半　甘草炙，七钱半

上为细末，每服三五钱。水一盏半，姜五片，枣二枚，拍破，煎至一盏，去渣，食后温服。

卷之下

十二、用药备旨

（一）气味厚薄寒热阴阳升降之图

桂枝之甘　　白虎之甘
附子　　茯苓
阳中之阳　　阳中之阴
心　　肺
气　　气
之　　之
厚　　薄
者　　者
夏至阴生
卯　　酉
冬至阳生
味　　味
之　　之
薄　　厚
者　　者
肝　　肾
阴中之阳　　阴中之阴
麻黄　　大黄
柴胡之甘　　调胃之甘

注云：味为阴，味厚为纯阴，味薄为阴中之阳；气为阳，气厚为纯阳，气薄为阳中之阴。又曰：味厚则泄，味薄则通；气厚则发热，气薄则发泄。又曰：辛甘发散为阳，酸苦涌泄为阴；咸味通泄为阴，淡味渗泄为阳。

升降者，天地之气交也。茯苓淡，为天之阳，阳也，阳当上行，何谓利水而泄下？经云：气之薄者，阳中之阴，所以茯苓利水而泄下，亦不离乎阳之体，故入手太阳也。麻黄苦，为地之阴，阴也，阴当下行，何谓发汗而升上？经曰：味之薄者，阴中之阳，所以麻黄发汗而升上，亦不离乎阴之体，故入手太阴也。附子，气之厚者，乃阳中之阳，故经云发热；大黄，味之厚者，乃阴中之阴，故经云泄下。竹淡，为阳中之阴，所以利小便也；茶苦，为阴中之阳，所以清头目也。清阳发腠理，清之清者也；清阳实四肢，清之浊者也；浊阴归六腑，浊之浊者也，浊阴走五脏，浊之清者也。

（二）药性要旨

苦药平升，微寒平亦升；甘辛药平降，甘寒泻火，苦寒泻湿热，甘苦寒泻血热。

（三）用药升降浮沉补泻法

肝胆：味辛补，酸泻；气温补，凉泻。

注云：肝胆之经，前后寒热不同，逆顺互换，入求责法。

心小肠：味咸补，甘泻；气热补，寒泻。

注云：三焦命门补泻同。

脾胃：味甘补，苦泻；气温热补，寒凉泻。

注云：温凉寒热，各从其宜；逆顺互换，入求责法。

肺大肠：味酸补，辛泻；气凉补，温泻。

肾膀胱：味苦补，咸泻；气寒补，热泻。

注云：五脏更相平也，一脏不平，所胜平之，此之谓也。故云：安谷则昌，绝谷则亡，水去则荣散，谷消则卫亡，荣散卫亡，神无所居。又仲景云：水入于经，其血乃成；谷入于胃，脉道乃行。故血不可不养，卫不可不温，血温卫和，荣卫乃行，常有天命。

（四）脏气法时补泻法

肝苦急，急食甘以缓之，甘草。

心苦缓，急食酸以收之，五味子。

脾苦湿，急食苦以燥之，白术。

肺苦气上逆，急食苦以泄之，黄芩。

肾苦燥，急食辛以润之，黄柏、知母。

注云：开腠理，致津液，通气血也。

肝欲散，急食辛以散之，川芎；以辛补之，细辛；以酸泻之，白芍药。

心欲软，急食咸以软之，芒硝；以咸补之，泽泻；

以甘泻之，黄芪、甘草、人参。

脾欲缓，急食甘以缓之，甘草；以甘补之，人参；以苦泻之，黄连。

肺欲收，急食酸以收之，白芍药；以酸补之，五味子；以辛泻之，桑白皮。

肾欲坚，急食苦以坚之，知母；以苦补之，黄柏；以咸泻之，泽泻。

注云：此五者，有酸、辛、甘、苦、咸，各有所利，或散、或收、或缓、或软、或坚，四时五脏病，随五味所宜也。

（五）治法纲要

气交变论云：五运太过不及。夫五运之政，犹权衡也，高者抑之，下者举之，化者应之，变者复之，此长、化、收、藏之运，气之常也，失常则天地四塞矣。

注云：失常之理，则天地四时之气，无所运行。故动必有静，胜必有复，乃天地阴阳之道也。以热治热法，经曰：病气热甚，而与寒药交争，则寒药难下，故反热服，顺其病势，热势既休，寒性乃发，病热除愈，则如承气汤寒药，反热服之者是也。病寒亦同法也。凡治病，必求其所在，病在上者治上，在下者治下，故中外脏腑经络皆然。病气热，则除其热；病气寒，则退其寒，六气同法。泻实补虚，除邪养正，平则守常，医之道也。

大法曰：前人方法，即当时对证之药也。后人用之，当体指下脉气，从而加减，否则不效。余非鄙乎前人而自用也。盖五行相制相兼，生化制承之体，一时之间，变乱无常，验脉处方，亦前人之法也。厥后通乎理者，当以余言为然。

（六）用药用方辨

如仲景治表虚，制桂枝汤方，桂枝味辛热，发散、助阳、体轻，本乎天者亲上，故桂枝为君，芍药、甘草佐之。如阳脉涩，阴脉弦，法当腹中急痛，制小建中汤方，芍药为君，桂枝、甘草佐之。一则治其表虚，一则治其里虚，是各言其主用也。后人之用古方者，触类而长之，则知其本，而不致差误矣。

（七）去脏腑之火

黄连泻心火，黄芩泻肺火，白芍药泻肝火，知母泻肾火，木通泻小肠火，黄芩泻大肠火，石膏泻胃火。柴胡泻三焦火，须用黄芩佐之；柴胡泻肝火，须用黄连佐之，胆经亦然。黄柏泻膀胱火，又曰龙火，膀胱乃水之府，故曰龙火也。

已上诸药，各泻各经之火，不惟止能如此，更有治病，合为君臣，处详其宜而用之，不可执而言也。

（八）各经引用

太阳经，羌活；在下者黄柏，小肠、膀胱也。少阳经，柴胡；在下者青皮，胆、三焦也。阳明经，升麻、白芷；在下者，石膏，胃、大肠也。太阴经，白芍药，脾、肺也。少阴经，知母，心、肾也。厥阴经，青皮；在下者，柴胡，肝、包络也。已上十二经之的药[①]也。

（九）五味所用

苦以泻之，甘以缓之及发之，详其所宜用之，酸以收之，辛以散之，咸以软之，淡以渗之。

（十）用药各定分两

为君最多，臣次之，佐使又次之。药之于证，所主停者，则各等分也。

（十一）药性生熟用法

黄连、黄芩、知母、黄柏，治病在头面及手梢皮肤者，须酒炒之，借酒力上升也。咽之下，脐之上者，须酒洗之；在下者，生用。凡熟升生降也。大黄须煨，恐寒伤胃气；至于乌头、附子，须炮去其毒也。用上焦药，须酒洗曝干。黄柏、知母等，寒药也，久弱之人，

① 的药：即引经药，因其具有靶向性作用，故名。

须合之者，酒浸曝干，恐寒伤胃气也；熟地黄酒洗，亦然。当归酒浸，助发散之用也。

（十二）药用根梢法

凡根之在上者，中半已上，气脉上行，以生苗者为根。中半已下，气脉下行，入土者为梢。当知病在中焦用身，上焦用根，下焦用梢。经曰：根升梢降。

（十三）五脏六腑相生相克为夫妻子母

肺为金，肝为木，肾为水，心为火，脾为土。生我者为父母，我生者为子孙；克我者为鬼贼，我克者为妻财。相生：木生火，火生土，土生金，金生水，水生木。相克：木克土，土克水，水克火，火克金，金克木。假令木生火，木乃火之父母，火乃木之子孙；木克土，木乃土之夫，土乃木之妻。余皆仿此。

（十四）七神

心藏神，肺藏魄，肝藏魂，脾藏意与智，肾藏精与志。

（十五）制方法

夫药有寒、热、温、凉之性，有酸、苦、辛、咸、甘、淡之味，各有所能，不可不通也。夫药之气味不必同，同气之物，其味皆咸，其气皆寒之类是也。凡同气之物，必有诸味，同味之物，必有诸气，互相气味，各有厚薄，性用不等，制方者，必须明其用矣。经曰：味为阴，味厚为纯阴，味薄为阴中之阳；气为阳，气厚为纯阳，气薄为阳中之阴。然，味厚则泄，味薄则通；气厚则发热，气薄则发泄。又曰：辛甘发散为阳，酸苦涌泄为阴；咸味通泄为阴，淡味渗泄为阳。凡此之味，各有所能。然，辛能散结润燥，苦能燥湿坚软，咸能软坚，酸能收缓，甘能缓急，淡能利窍。故经曰：肝苦急，急食甘以缓之；心苦缓，急食酸以收之；脾苦湿，急食苦以燥之；肺苦气上逆，急食苦以泄之；肾苦燥，急食辛以润之，开腠理，致津液，通气血也。肝欲散，急食辛以散之，以辛补之，以酸泻之；心欲软，急食咸以软之，以咸补之，以甘泻之；脾欲缓，急食甘以缓之，以甘补之，以苦泻之；肺欲收，急食酸以收之，以酸补之，以辛泻之；肾欲坚，急食苦以坚之，以苦补之，以咸泻之。凡此者，是明其气味之用也。若用其味，必明其味之可否；若用其气，必明其气之所宜。识其病之标本脏腑，寒热虚实，微甚缓急，而用其药之气味，随其证而制其方也，是故方有君臣佐使，轻重缓急，大小反正逆从之制也。主病者为君，佐君者为臣，应臣者为使，此随病之所宜，而又赞成方而用之。君一臣二，奇之制也；君二臣四，耦之制也。去咽喉之病，近者奇之；治肝肾之病，远者耦之。汗者不可以奇，下者不可以耦。补上治上制以缓，缓则气味薄；补下治下制以急，急则气味厚。薄者则少服而频服，厚者则多服而顿服。又当明五气之郁，木郁达之，谓吐令调达也；火郁发之，谓汗令其疏散也；土郁夺之，谓下无壅滞也；金郁泄之，谓解表利小便也；水郁折之，谓制其冲逆也。凡此五者，乃治病之大要也。

（十六）㕮咀药味

古之用药治病，择净口嚼，水煮服之，谓之㕮咀。后人则用刀桶内细锉，以竹筛齐之。

（十七）药类法象

药有气味厚薄，升降浮沉，补泻主治之法，各各不同，今详录之，及拣择制度修合之法，俱列于后。

1. 风升生

味之薄者，阴中之阳，味薄则通，酸、苦、咸、平是也。

防风　气温，味辛，疗风通用，泻肺实，散头目中滞气，除上焦风邪之仙药也，误服泻人上焦元气。《主治秘要》云：味甘纯阳，太阳经本药也，身去上风，梢去下风。又云：气味俱薄，浮而升，阳也。其用主治诸风及去湿也。去芦。

羌活　气微温，味甘苦，治肢节疼痛，手足太阳经风药也。加川芎治足太阳、少阴头痛，透关利节。《主治秘要》云：性温味辛，气味俱薄，浮而升，阳也。其用有五：手足太阳引经一也；风湿相兼二也；去肢节疼痛三也；除痈疽败血四也；风湿头痛五也。去黑皮并腐烂者，锉用。

升麻　气平，味微苦。足阳明胃、足太阴脾引经药。若补其脾胃，非此为引用不能补。若得葱白、香芷之类，亦能走手阳明、太阳，能解肌肉间热，此手足阳明经伤风之的药也。《主治秘要》云：性温味辛，气味俱薄，浮而升，阳也。其用有四：手足阳明引经一也；升阳于至阴之下二也；阳明经分头痛三也；去风邪在皮肤及至高之上四也。又云：甘苦，阳中之阴，脾痹非升麻不能除。刮去黑皮腐烂者用，里白者佳。

柴胡　气平，味微苦，除虚劳烦热，解散肌热，去早晨潮热，此少阳、厥阴引经药也。妇人产前产后必用之药也。善除本经头痛，非他药所能止。治心下痞，胸膈中痛。《主治秘要》云：味微苦，性平微寒，气味俱轻，阳也，升也，少阳经分药，能引胃气上升，以发散表热。又云：苦为纯阳，去寒热往来，胆痹非柴胡梢不能除。去芦用。

葛根　气平，味甘，除脾胃虚热而渴，又能解酒之毒，通行足阳明之经。《主治秘要》云：味甘性寒，气味俱薄，体轻上行，浮而微降，阳中阴也。其用有四：止渴一也；解酒二也；发散表邪三也；发散小儿疮疹难出四也。益阳生津液，不可多用，恐损胃气。去皮用。

威灵仙 气温，味苦甘，主诸风湿冷，宣通五脏，去腹内瘕滞，腰膝冷痛，及治伤损。《主治秘要》云：味甘，纯阳，去太阳之风。铁脚者佳。去芦用。

细辛 气温，味大辛。治少阴经头痛如神，当少用之，独活为之使。《主治秘要》云：味辛性温，气厚于味，阳也，止诸阳头痛，诸风通用之。辛热，温少阴之经，散水寒，治内寒。又云：味辛，纯阳，止头痛。去芦并叶。华山者佳。

独活 气微温，味甘苦平，足少阴肾引经药也，若与细辛同用，治少阴经头痛。一名独摇草，得风不摇，无风自动。《主治秘要》云：味辛而苦，气温，性味薄而升，治风须用，及能燥湿。经云：风能胜湿。又云：苦头眩目运，非此不能除。去皮净用。

香白芷 气温，味大辛，治手阳明头痛，中风寒热，解利药也，以四味升麻汤中加之，通行手足阳明经。《主治秘要》云：味辛性温，气味俱轻，阳也，阳明经引经之药，治头痛在额，及疗风通用，去肺经风。又云：苦辛，阳明本药。

鼠粘子 气平，味辛，主风毒肿，消利咽膈，吞一枚，可出痈疽疮头。《主治秘要》云：辛温，润肺散气。捣细用之。

桔梗 气微温，味辛苦，治肺，利咽痛，利肺中气。《主治秘要》云：味凉而苦，性微温，味厚气轻，阳中阴也，肺经之药也。利咽嗌胸膈，治气。以其色白，故属于肺，此用色之法也。乃散寒呕，若咽中痛，非此不能除。又云：辛苦，阳中之阳，谓之舟楫，诸药中有此一味，不能下沉，治鼻塞。去芦，米泔浸一宿用。

藁本　气温，味大辛，此太阳经风药，治寒气郁结于本经，治头痛、脑痛、齿痛。《主治秘要》云：味苦，性微温，气厚味薄而升，阳也，太阳头痛必用之药。又云：辛苦纯阳，足太阳本经药也。顶巅痛，非此不能除。

川芎　气温，味辛，补血，治血虚头痛之圣药也。妊妇胎动，加当归，二味各二钱，水二盏，煎至一盏，服之神效。《主治秘要》云：性温，味辛苦，气厚味薄，浮而升，阳也。其用有四：少阳引经一也；诸头痛二也；助清阳之气三也；去湿气在头四也。又云：味辛纯阳，少阳经本药。捣细用。

蔓荆子　气温，味辛，治太阳头痛、头沉、昏闷，除目暗，散风邪之药也。胃虚人不可服，恐生痰疾。《主治秘要》云：苦甘，阳中之阴，凉诸经之血热，止头痛，主目睛内痛。洗净用。

秦艽　气微寒，味苦，主寒热邪气，风湿痹，下水，利小便，疗骨蒸，治口噤，及肠风泻血。《主治秘要》云：性平味咸，养血荣筋，中风手足不遂者用之。又云：阴中微阳，去手足阳明经下牙痛、口疮毒，及除本经风湿。去芦净用。

天麻　气平，味苦，治头风，主诸风湿痹，四肢拘急，小儿惊痫，除风气，利腰膝，强筋力。《主治秘要》云：其苗谓之定风草。

麻黄　气温，味苦，发太阳、太阴经汗。《主治秘要》云：性温，味甘辛，气味俱薄，体轻清而浮升，阳也。其用有四：去寒邪一也；肺经本药二也；发散风寒三也；去皮肤之寒湿及风四也。又云：味苦，纯阳，去营中寒。去根，不锉细，微捣碎，煮二三沸，去上沫。不然，令人烦心。

荆芥　气温，味辛苦，辟邪毒，利血脉，宣通五脏不足气。《主治秘要》云：能发汗，通关节，除劳渴。冷捣和醋封毒肿。去枝茎，以手搓碎用。

薄荷　气温，味辛苦，能发汗，通关节，解劳乏，与薤相宜，新病差人不可多食，令人虚，汗出不止。《主治秘要》云：性凉味辛，气味俱薄，浮而升，阳也。去高巅及皮肤风热。去枝茎，手搓碎用。

前胡　气微寒，味苦，主痰满胸胁中痞，心腹结气，治伤寒寒热，推陈致新，明目益精。锉用。

2. 热浮长

气之厚者，阳中之阳，气厚则发热，辛甘温热是也。

黑附子　气热，味大辛，其性走而不守，亦能除肾中寒甚，以白术为佐，谓之术附汤，除寒湿之圣药也。治湿药中宜少加之，通行诸经，引用药也。及治经闭。

《主治秘要》云：辛，纯阳，治脾中大寒。又云：性大热，味辛甘，气厚味薄，轻重得宜，可升可降，阳也。其用有三：去脏腑沉寒一也；补助阳气不足二也；温暖脾胃三也。然不可多用。慢火炮制用。

干姜　气热，味大辛，治沉寒痼冷，肾中无阳，脉气欲绝，黑附子为引，用水同煎二物，姜附汤是也。亦治中焦有寒。《主治秘要》云：性热味辛，气味俱厚，半沉半浮，可升可降，阳中阴也。其用有四：通心气助阳一也；去脏腑沉寒二也；发散诸经之寒气三也；治感寒腹痛四也。又云：辛温纯阳。《内经》云：寒淫所胜，以辛散之，此之谓也。水洗，慢火炙制，锉用。

干生姜　气温，味辛，主伤寒头痛，鼻塞上气，止呕吐，治咳嗽，生与干同治。与半夏等分，治心下急痛。锉用。

川乌头　气热，味大辛，疗风痹半身不遂，引经药也。《主治秘要》云：性热味辛甘，气厚味薄，浮而升，阳也。其用有六：除寒疾一也；去心下坚痞二也；温养脏腑三也；治诸风四也；破积聚滞气五也；治感寒腹痛六也。先以慢火炮制去皮，碎用。

良姜　气热，味辛，主胃中逆冷，霍乱腹痛，翻胃吐食，转筋泻利，下气消食。《主治秘要》云：纯阳，健脾胃。碎用。

肉桂　气热，味大辛，补下焦火热不足，治沉寒痼冷之病，及表虚自汗，春夏二时为禁药也。《主治秘要》

云：若纯阳，渗泄止渴。又云：甘辛，阳，大热。去营卫中之风寒。去皮，捣细用。

桂枝　气热，味辛甘，仲景治伤寒证，发汗用桂枝者，乃桂条，非身干也，取其轻薄而能发散。今又有一种柳桂，乃桂枝嫩小枝条也，尤宜入治上焦药用也。《主治秘要》云：性温，味辛甘，气味俱薄，体轻而上行，浮而升，阳也。其用有四：治伤风头痛一也；开腠理二也；解表三也；去皮肤风湿四也。

草豆蔻　气热，味大辛，治风寒客邪在于胃口之上，善去脾胃寒，治客寒令人心胃痛。《主治秘要》云：纯阳，益脾胃去寒。面裹煨熟，去面皮，捣细用。

丁香　气温，味辛，温脾胃，止霍乱，消痃癖、气胀，及胃肠内冷痛，壮阳，暖腰膝，杀酒毒。《主治秘要》云：纯阳，去胃寒。

厚朴　气温，味辛，能除腹胀。若元气虚弱，虽腹胀，宜斟酌用之，寒腹胀是也。大热药中，兼用结者散之，乃神药也。误服，脱人元气，切禁之。紫色者佳。《主治秘要》云：性温，味苦辛，气厚味厚，体重浊而微降，阴中阳也。其用有三：平胃气一也；去腹胀二也；孕妇忌之三也。又云：阳中之阴，去腹胀，厚肠胃。去粗皮，姜汁制用。

益智仁　气热，味大辛，治脾胃中寒邪，和中益气，治人多唾，当于补中药内兼用之，不可多服。去皮捣用。

木香　气热，味辛苦，除肺中滞气，若疗中下焦气结滞，须用槟榔为使。《主治秘要》云：性热味辛苦，气味俱厚，沉而降，阴也。其用，调气而已。又曰：辛，纯阳，以和胃气。广州者佳。

白豆蔻　气热，味大辛，荡散肺中滞气，主积冷气，宽膈，止吐逆，久反胃，消谷，下气，进饮食。《主治秘要》云：性大温，味辛，气味俱薄，轻清而升，阳也。其用有五：肺金本药一也；散胸中滞气二也；治感寒腹痛三也；温暖脾胃四也；赤眼暴发，白睛红者五也。又云：辛，纯阳，去太阳经目内大眦红筋。去皮捣用。

川椒　气温，味辛，主邪气，温中，除寒痹，坚齿发，明目，利五脏。凡用须炒去汗，又去含口者。《主治秘要》云：辛，阳，明目之剂。手搓细用。

吴茱萸　气热，味辛，治寒在咽喉，隘塞胸中。经云：咽膈不通，食不可下，食则呕，令人口开目瞪。寒邪所结，气不得上下。此病不已，令人寒中腹满，膨胀下利，寒气诸药，不可代也。《主治秘要》云：性热味辛，气味俱厚，半沉半浮，阴中之阳也，气浮而味降。其用有四：去胸中寒一也；止心痛二也；治感寒腹痛三也；消宿酒，为白豆蔻之佐四也。又云：辛，阳中之阴，温中下气。洗去苦味，晒干用。

茴香　气平，味辛，破一切臭气，调中、止呕、下食。须炒黄色，捣细用。

玄胡索　气温，味辛，破血治气，妇人月事不调，小腹痛甚，温暖腰膝，破散癥瘕。捣细用。

缩砂仁　气温，味辛，治脾胃气结滞不散，主虚劳冷泻，心腹痛，下气消食。捣细用。

红蓝花　气温，味辛，主产后口噤血晕，腹内恶血不尽，绞痛，破留血神验。酒浸，佐当归生新血。

神曲　气温，味甘，消食，治脾胃食不化，须用于脾胃药中少加之。《主治秘要》云：辛，阳，益胃气。炒黄色用。

3. 湿化成中央

戊土其本气平，其兼气温凉寒热，在人以胃应之；己土其本味淡，其兼味辛甘咸苦，在人以脾应之。

黄芪　气温，味甘平，治虚劳自汗，补肺气，实皮毛，泻肺中火，脉弦，自汗。善治脾胃虚弱，疮疡血脉不行，内托阴证，疮疡必用之药也。《主治秘要》云：气温味甘，气薄味厚，可升可降，阴中阳也。其用有五：补诸虚不足一也；益元气二也；去肌热三也；疮疡排脓止痛四也；壮脾胃五也。又云：甘，纯阳，益胃气，去诸经之痛。去芦并皱，锉用。

人参　气温，味甘，治脾肺阳气不足，及肺气喘促，短气少气，补中缓中，泻肺脾胃中火邪，善治短气，非升麻为引用，不能补上升之气。升麻一分，人参三分，可为相得也。若补下焦元气，泻肾中之火邪，茯苓为之使。甘草梢子生用为君，善去茎中痛。或加苦楝，酒煮玄胡索为主，尤妙。《主治秘要》云：性温味甘，气味俱薄，浮而升，阳也。其用有三：补元气一也；止渴二也；生津液三也。肺实忌之。又云：甘苦，阳中之阳也，补胃嗽喘勿用，短气用之。去芦。

甘草　气味甘，生大凉，火炙之则温，能补三焦元气，调和诸药相协，共为力而不争，性缓，善解诸急，故有“国老”之称。《主治秘要》云：性寒味甘，气薄味厚，可升可降，阴中阳也。其用有五：和中一也；补阳气二也；调诸药三也；能解其太过四也；去寒邪五也。腹胀则忌之。又云：甘苦，阳中阴也，纯阳、养血、补胃。梢子，去肾茎之痛，胸中积热，非梢子不能除。去皮，碎用。

当归　气温，味甘，能和血补血，尾破血，身和血。《主治秘要》云：性温味辛，气厚味薄，可升可降，阳也。其用有三：心经药一也；和血二也；治诸病夜甚三也。又云：甘辛，阳中微阴，身和血，梢破血，治上治外，酒浸洗糖黄色，嚼之，大辛，可能溃坚，与菖蒲、海藻相反。又云：用温水洗去土，酒制过，或焙或晒干，血病须去芦头用。

熟地黄　气寒，味苦，酒噍熏如乌金，假酒力则微温，补血虚不足，虚损血衰之人须用，善黑须发，忌萝卜。《主治秘要》云：性温，味苦甘，气薄味厚，沉而降，阴也。其用有五：益肾水真阴一也；和产后气血二也；去脐腹急痛三也；养阴退阳四也；壮水之源五也。

又云：苦，阴中之阳，治外治上。酒浸，锉细用。

半夏　气微寒，味辛平，治寒痰，及形寒饮冷伤肺而咳，大和胃气，除胃寒，进饮食，治太阴痰厥头痛，非此不能除。《主治秘要》云：性温，味辛苦，气味俱薄，沉而降，阴中阳也。其用有四：燥脾胃湿一也；化痰二也；益脾胃之气三也；消肿散结四也。渴则忌之。又云：平，阴中之阳，除胸中痰涎。汤洗七次，干用。

白术　气温，味甘，能除湿益燥，和中益气，利腰脐间血，除胃中热。《主治秘要》云：性温，味微苦，气味俱薄，浮而升阳也。其用有九：温中一也；去脾胃中湿二也；除脾胃热三也；强脾胃，进饮食四也；和脾胃，生津液五也；主肌热六也；治四肢困倦，目不欲开，怠惰嗜卧，不思饮食七也；止渴八也；安胎九也。

苍术　气温，味甘，主治与白术同。若除上湿、发汗，功最大。若补中焦、除湿，力少。《主治秘要》云：其用与白术同，但比之白术气重而体沉。治胫足湿肿，加白术。泔浸，刮去皮用。

橘皮　气温，味苦，能益气。加青皮减半，去滞气，推陈致新。若补脾胃，不去白；若理胸中滞气，去白。《主治秘要》云：性寒味辛，气薄味厚，浮而升，阳也。其用有三：去胸中寒邪一也；破滞气二也；益脾胃三也。少用同白术则益脾胃；其多及独用则损人。又云：苦辛，益气利肺，有甘草则补肺，无则泻肺。

青皮　气温，味辛，主气滞，消食破积。《主治秘要》云：性寒，味苦，气味俱厚，沉而降，阴也。其用有五：足厥阴、少阳之分，有病则用之一也；破坚癖二也；散滞气三也；去下焦诸湿四也；治左胁有积气五也。

藿香　气微温，味甘辛，疗风水，去恶气，治脾胃吐逆，霍乱心痛。《主治秘要》云：性温，味苦，气厚，味薄，浮而升，阳也。其用，助胃气。又云：甘苦，纯阳，补胃气，进饮食。去枝茎用叶，以手搓用。

槟榔　气温，味辛，治后重如神，性如铁石之沉重，能坠诸药至于下。《主治秘要》云：性温，气味苦，气薄，味厚，沉而降，阴中阳也。其用，破滞气下行。又云：辛，纯阳，破滞气，泄胸中至高之气。

广茂　气温，味苦辛，主心膈痛，饮食不消，破痃癖气最良。火炮开用。

京三棱　气平，味苦，主心膈痛，饮食不消，破气，治老癖癥瘕结块，妇人血脉不调，心腹刺痛。《主治秘要》云：味苦，阴中之阳，破积气，损真气，虚人不用。火炮制使。

阿胶　气微温，味甘平，主心腹疼痛，血崩，补虚安胎，坚筋骨，和血脉，益气止痢。《主治秘要》云：性平味淡，气味俱薄，浮而升，阳也。能补肺气不足。慢火炮脆搓细用。

诃子　气温，味苦，主腹胀满，不下饮食，消痰下气，通利津液，破胸膈结气，治久痢赤白、肠风。去核，捣细用。

桃仁　气温，味甘苦，治大便血结、血秘、血燥，通润大便，七宣丸中用之，专疗血结，破血。汤浸去皮尖，研如泥用。

杏仁　气温，味甘苦，除肺中燥，治风燥在于胸膈。《主治秘要》云：性温，味苦而甘，气薄味厚，浊而沉降，阴也。其用有三：润肺气一也；消宿食二也；升滞气三也。麸炒，去皮尖用。

大麦糵　气温，味咸，补脾胃虚，宽肠胃。捣细，炒黄色，取面用之。

紫草　气温，味苦，主心腹邪气、五疳，利九窍，补中益气，通水道，疗腹肿胀满。去土用茸，锉细用。

苏木　气平，味甘咸，主破血，产后血胀闷欲死者。排脓止痛，消痈肿瘀血，妇人月经不调，及血晕口噤。《主治秘要》云：性凉，味微辛，发散表里风气。又云：甘咸，阳中之阴，破死血。锉细用。

4. 燥降收

气之薄者，阳中之阴，气薄则发泄，辛、甘、淡、平、寒、凉是也。

茯苓　气平，味甘，止消渴，利小便，除湿益燥，利腰脐间血，和中益气为主。治小便不通，溺黄或赤而不利，如小便利，或数服之，则损人目；如汗多人服之，损元气，夭人寿。医言赤泻白补，上古无此说。《主治秘要》云：性温，味淡，气味俱薄，浮而升，阳也。其用有五：止泻一也；利小便二也；开腠理三也；除虚热四也；生津液五也。刮皮，捣细用。

泽泻　气平，味甘，除湿之圣药也。治小便淋沥，去阴间汗，无此疾服之，令人目盲。《主治秘要》云：味咸性寒，气味俱厚，沉而降，阴也。其用有四：入肾经一也；去旧水，养新水二也；利小便三也；消肿疮四也。又云：咸，阴中微阳，渗泄止渴。捣细用。

猪苓　气平，味甘，大燥除湿，比诸淡渗药，大燥亡津液，无湿证勿服。《主治秘要》云：性平味淡，气味俱薄，升而微降，阳也。其用与茯苓同。又云：甘苦，纯阳，去心中懊侬。去黑皮，里白者佳。

滑石　气寒，味甘，治前阴窍涩不利，性沉重，能泄气，上令下行，故曰滑则利窍，不比与淡渗诸药同。白者佳，捣细用；色红者服之令人淋。

瞿麦　气寒，味苦辛，主关格诸癃结，小便不通，治痈肿排脓，明目去翳，破胎堕胎，下闭血，逐膀胱邪热。《主治秘要》云：阳中之阴，利小便为君，去枝用穗。

车前子　气寒，味甘，阴癃气闭，利水道，通小便，除湿痹，肝中风热，冲目赤痛。捣细用。

木通　气平，味甘，主小便不通，导小肠中热。刮去粗皮用。

灯草、通草　气平，味甘，通阴窍涩不利，利小便，除水肿、癃闭、五淋。《主治秘要》云：辛甘，阳也，泻肺，利小便。锉细用。

五味子 气温，味酸，大益五脏气。孙真人曰：五月常服五味子，以补五脏之气。遇夏月季夏之间，令人困乏无力，无气以动，与黄芪、人参、麦门冬，少加黄柏，锉煎汤服之，使人精神、元气两足，筋力涌出。生用。

白芍药 气微寒，味酸，补中焦之药，炙甘草为辅，治腹中痛；如夏月腹痛，少加黄芩；若恶寒腹痛，加肉桂一分，白芍药二分，炙甘草一分半，此仲景神品药也。如冬月大寒腹痛，加桂一钱半，水二盏，煎至一盏服。《主治秘要》云：性寒味酸，气厚味薄，升而微降，阳中阴也。其用有六：安脾经一也；治腹痛二也；收胃气三也；止泻利四也；和血脉五也；固腠理六也。又云：酸苦，阴中之阳，白补赤散，泻肝补脾胃，酒浸引经，止中部腹痛。去皮用。

桑白皮 气寒，味苦酸，主伤中五痨羸瘦，补虚益气，泻肺气，止吐血、热渴，消水肿，利水道。去皮用。

天门冬 气寒，味微苦，保肺气，治血热侵肺，上喘气促，加人参、黄芪，用之为主，神效。《主治秘要》云：甘苦，阳中之阴。汤浸，晒干，去心用。

麦门冬 气寒，味微苦甘，治肺中伏火，脉气欲绝。加五味子、人参二味，为生脉散，补肺中元气不足，须用之。《主治秘要》云：甘，阳中微阴，引经酒浸，治经枯、乳汁不下。汤洗，去心用。

犀角　气寒，味苦酸，主伤寒、瘟疫头痛，安心神，止烦渴霍乱，明目镇惊，治中风失音，小儿麸豆，风热惊痫。镑末用。

乌梅　气寒，味酸，主下气，除热烦满，安心调中，治痢止渴。以盐豉为白梅，亦入除痰药。去核用。

牡丹皮　气寒，味苦，治肠胃积血，及衄血、吐血必用之药，是犀角地黄汤中一味也。《主治秘要》云：辛苦，阴中之阳，凉骨热。锉用。

地骨皮　气寒，味苦，解骨蒸肌热，主消渴、风湿痹，坚筋骨。《主治秘要》云：阴，凉血。去骨用皮，碎用。

枳壳　气寒，味苦，治胸中痞塞，泄肺气。《主治秘要》云：性寒味苦，气厚味薄，浮而升，微降，阴中阳也。其用有四：破心下坚痞一也；利胸中气二也；化痰三也；消食四也。然不可多用。又云：苦酸，阴中微阳，破气。麸炒，去瓤用。

琥珀　气平，味甘，定五脏，定魂魄，消瘀血，通五淋。《主治秘要》云：甘，阳，利小便，清肺。

连翘　气平，味苦，主寒热瘰疬，诸恶疮肿，除心中客热，去胃虫，通五淋。《主治秘要》云：性凉味苦，气味俱薄，轻清而浮升，阳也。其用有三：泻心经客热一也；去上焦诸热二也；疮疡须用三也。手搓用之。

枳实　气寒，味苦，除寒热，去结实，消痰癖，治心下痞，逆气，胁下痛。《主治秘要》云：气味升降，与枳壳同。其用有四：主心下痞一也；化心胸痰二也；消宿食，散败血三也；破坚积四也。又云：纯阳，去胃中湿。去瓤，麸炒用。

5. 寒沉藏

味之厚者，阴中之阴，味厚则泄，酸、苦、咸、寒是也。

大黄　气寒，味苦，其性走而不守，泻诸实热不通，下大便，荡涤肠胃中热，专治不大便。《主治秘要》云：性寒味苦，气味俱厚，沉而降，阴也。其用有四：去实热一也；除下焦湿二也；推陈致新三也；消宿食四也。用之须酒浸煨熟，寒因热用也。又云：苦，纯阴，热淫所胜，以苦泻之。酒浸入太阳，酒洗入阳明，余经不用。去皮锉用。

黄柏　气寒，味苦，治肾水膀胱不足，诸痿厥，腰脚无力，于黄芪汤中少加用之，使两足膝中气力涌出，痿软即时去矣。蜜炒此一味，为细末，治口疮如神，瘫痪必用之药也。《主治秘要》云：性寒味苦，气味俱厚，沉而降，阴也。其用有六：泻膀胱龙火一也；利小便热结二也；除下焦湿肿三也；治痢先见血四也；去脐下痛五也；补肾气不足，壮骨髓六也。二制则治上焦，单制则治中焦，不制则治下焦也。又云：苦厚微辛，阴中之阳，泻膀胱，利下窍。去皮用。

黄芩　气寒，味微苦，治肺中湿热，疗上热目中肿赤，瘀血壅盛，必用之药。泄肺中火邪，上逆于膈上，补膀胱之寒水不足，乃滋其化源也。《主治秘要》云：性凉，味苦甘，气厚味薄，浮而降，阳中阴也。其用有九：泻肺经热一也；夏月须用二也；去诸热三也；上焦及皮肤风热风湿四也；妇人产后，养阴退阳五也；利胸中气六也；消膈上痰七也；除上焦及脾诸湿八也；安胎九也。单制、二制、不制，分上中下也。又云：苦，阴中微阳，酒炒上行，主上部积血，非此不能除。肺苦气上逆，急食苦以泄之，正谓此也。去皮锉用。

黄连　气寒，味苦，泻心火，除脾胃中湿热，治烦躁恶心，郁热在中焦，兀兀欲吐，心下痞满，必用药也。仲景治九种心下痞，五等泻心汤皆用之。《主治秘要》云：性寒味苦，气味俱厚，可升可降，阴中阳也。其用有五：泻心热一也；去上焦火二也；诸疮必用三也；去风湿四也；赤眼暴发五也。去须用。

石膏　气寒，味辛甘，治足阳明经中热、发热、恶热、躁热、日晡潮热，自汗，小便浊赤，大渴引饮，身体肌肉壮热，苦头痛之药，白虎汤是也。善治本经头痛，若无此有余之证，医者不识而误用之，则不可胜救也。《主治秘要》云：性寒味淡，气味俱薄，体重而沉降，阴也，乃阳明经大寒药，能伤胃气，令人不食，非腹有极热者，不宜轻用。又云：辛甘，阴中之阳也，止阳明头痛，胃弱者不可服，治下牙痛，用香芷为引。捣细用。

草龙胆 气寒，味大苦，治两目赤肿睛胀，瘀肉高起，痛不可忍，以柴胡为主，龙胆为使，治眼中疾必用药也。《主治秘要》云：性寒，味苦辛，气味俱厚，沉而降，阴也。其用有四：除下部风湿一也；除湿热二也；脐下以至足肿痛三也；寒湿脚气四也。其用与防己同。又云：苦，纯阳，酒浸上行。去芦用。

生地黄 气寒，味苦，凉血补血，补肾水真阴不足。此药大寒，宜斟酌用之，恐损人胃气。《主治秘要》云：性寒味苦，气薄味厚，沉而降，阴也。其用有三：凉血一也；除皮肤燥二也；去诸湿热三也。又云：阴中微阳，酒浸上行。

知母 气寒，味大辛，治足阳明火热，大补益肾水、膀胱之寒。《主治秘要》云：性寒味苦，气味俱厚，沉而降，阴也。其用有三：泻肾经火一也；作利小便之佐使二也；治痢疾脐下痛三也。又云：苦，阴中微阳，肾经本药，欲上头引经，皆酒炒。刮去毛，里白者佳。

汉防己 气寒，味大苦，疗胸中以下至足湿热肿盛，脚气，补膀胱，去留热，通行十二经。《主治秘要》云：辛苦，阴也，泄湿气。去皮净用。

茵陈蒿 气寒，味苦平，治烦热，主风湿风热，邪气热结，黄疸，通身发黄，小便不利。《主治秘要》云：苦甘，阴中微阳，治伤寒发黄。去枝茎，用叶，手搓。

朴硝 气寒，味苦辛，除寒热邪气，六腑积聚，结固血癖，胃中饮食热结，去血闭，停痰痞满，消毒。

《主治秘要》云：芒硝性寒味咸，气薄味厚，沉而降，阴也。其用有三：治热淫于内一也；去肠内宿垢二也；破坚积热块三也。妇人有孕忌之。又云：咸寒，纯阴，热淫于内，治以咸寒，正谓此也。

瓜蒌根　气寒，味苦，主消渴，身热烦满大热，补虚安中，通月水，消肿毒、瘀血及热疖毒。《主治秘要》云：性寒味苦，阴也，能消烦渴。又云：苦，纯阴，心中枯渴，非此药不能除。

牡蛎　气寒，味咸平，主伤寒、寒热、温疟，女子赤白带，止汗，止心痛，气结大小肠，治心胁痞。《主治秘要》云：咸，软痞积。烧白，捣用。

玄参　气寒，味苦，治心中懊侬，烦而不能眠，心神颠倒欲绝，血滞，小便不利。

苦参　气寒，味苦，足少阴肾经之君药也，治本经须用。《主治秘要》云：苦，阴，气沉逐湿。

川楝子　气寒，味苦平，主伤寒大热烦躁，杀三虫疥疡，通利大小便之疾。《主治秘要》云：入心，止下部腹痛。

香豉　气寒，味苦，主伤寒头痛、烦躁、满闷，生用之。《主治秘要》云：苦，阴，去心中懊侬。

地榆　气微寒，味甘酸，主妇人乳产，七伤带下，经血不止，血崩之病，除恶血，止疼痛，疗肠风泄血，小儿疳痢。性沉寒，入下焦，治热血痢。《主治秘要》云：性微寒，味微苦，气味俱薄，其体沉而降，阴中阳也，专治下焦血。又云：甘苦，阳中微阴，治下部血。去芦用。

栀子　性寒，味苦，气薄味厚，轻清上行，气浮而味降，阳中阴也。其用有四：去心经客热一也；除烦躁二也；去上焦虚热三也。治风热四也。又云：苦，纯阳，止渴。

续添

巴豆　性热，味苦，气薄味厚，体重而沉降，阴也。其用有三：导气消积一也；去脏腑停寒二也；消化寒凉及生冷硬物所伤三也。又云：辛，阳，去胃中寒积。

白僵蚕　性微温，味微辛，气味俱薄，体轻而浮升，阳也，去皮肤间诸风。

生姜　性温，味辛甘，气味俱厚，清浮而生升，阳也。其用有四：制厚朴、半夏毒一也；发散风邪二也；温中去湿三也；作益胃脾药之佐四也。

杜仲　性温，味辛甘，气味俱薄，沉而降，阴也。其用壮筋骨，及足弱无力行。

已上诸药，此大略言之，以为制方之阶也，其用有未尽者。

（十八）法象余品

蜀葵花　冷，阴中之阳，赤治赤带，白治白带。

梧桐泪　咸，瘰疬非此不能除。

郁金　辛苦，纯阳，凉心。

款冬花　辛苦，纯阳，温肺止嗽。

香附子　甘，阳中之阴，快气。

大戟　苦甘，阴中微阳，泻肺，损真气。

白及　苦甘，阳中之阴，止肺血，涩，白蔹同。

甘遂　苦，纯阳，水结胸中，非此不能除。

蜀漆　辛，纯阳，破血。

射干　苦，阳中之阴，去胃中痈疮。

天南星　苦辛，去上焦痰及头眩运。

御米壳　酸涩，固收正气。

胡芦巴　阴，治元气虚寒，及肾经虚冷。

马兜铃　苦，阴中之阳，主肺湿热，清肺气，补肺。

白附子　阳，温，主血痹，行药势。

槐花　苦，阴，气薄，凉大肠热。

槐实　苦酸，同上。

茯神　阳，疗风眩、风虚。

沉香　阳，补肾。

檀香　阳，主心腹痛，霍乱，中恶，引胃气上升，进食。

乳香　阳，补肾。

竹叶　苦，阴中微阳，凉心经。

山茱萸　酸，阳中之阴，温肝。

郁李仁　苦，辛，阴中之阳，破血润燥。

金铃子　酸苦，阴中之阳，心暴痛，非此不能除。即川楝子。

草豆蔻　辛，阳，益脾胃，去寒。

红花　苦，阴中之阳，入心养血。

朱砂　心热非此不能除。

赤石脂　甘酸，阴中之阳，固脱。

甘菊　苦，养目血。

茜根　阴中微阳，去诸死血。

王不留行　甘苦，阳中之阴，下乳引导用之。

艾叶　苦，阴中之阳，温胃。

硇砂　咸，破坚癖，独不用。

（十九）五行制方生克法附汤例

夫木火土金水，此制方相生相克之法也，老于医者能之。

风

制法：肝、木、酸，春生之道也，失常则病矣。风淫于内，治以辛凉，佐以苦辛，以甘缓之，以辛散之。

暑

制法：心、火、苦，夏长之道也，失常则病矣。热淫于内，治以咸寒，佐以甘苦，以酸收之，以苦发之。

湿

制法：脾、土、甘，中央化成之道也，失常则病矣。湿淫于内，治以苦热，佐以咸淡，以苦燥之，以淡泄之。

燥

制法：肺、金、辛，秋收之道也，失常则病矣。燥淫于内，治以苦温，佐以甘辛，以辛润之，以苦下之。

寒

制法：肾、水、咸，冬藏之道也，失常则病矣。寒淫于内，治以甘热，佐以苦辛，以辛散之，以苦坚之。

注云：酸苦甘辛咸，即肝木、心火、脾土、肺金、肾水之本也。四时之变，五行化生，各顺其道，违则病生。圣人设法以制其变，谓如风淫于内，即是肝木失常也，火随而炽，治以辛凉，是为辛金克其木，凉水沃其火，其治法例皆如此。下之二方，非为治病而设，此乃教人比证立方之道，容易通晓也。

当归拈痛汤

治湿热为病，肢节烦痛，肩背沉重，胸膈不利，遍身疼，下注于胫，肿痛不可忍。经云：湿淫于内，治以苦温，羌活苦辛，透关利节而胜湿；防风甘辛，温散经络中留湿，故以为君。水性润下，升麻、葛根苦辛平，味之薄者，阴中之阳，引而上行，以苦发之也。白术苦甘温，和中除湿；苍术体轻浮，气力雄壮，能去皮肤腠理之湿，故以为臣。血壅而不流则痛，当归身辛，温以散之，使气血各有所归。人参、甘草甘温，补脾养正气，使苦药不能伤胃。仲景云：湿热相合，肢节烦痛，苦参、黄芩、知母、茵陈者，乃苦以泄之也。凡酒制药，以为因用。治湿不利小便，非其治也，猪苓甘温平，泽泻咸平，淡以渗之，又能导其留饮，故以为佐。气味相合，上下分消，其湿气得以宣通矣。

羌活半两　防风三钱，二味为君　升麻一钱　葛根二钱　白术一钱　苍术三钱　当归身三钱　人参二钱　甘草五钱　苦参酒浸二钱　黄芩一钱炒　知母三钱酒洗　茵陈五钱酒炒　猪苓三钱　泽泻三钱

上锉如麻豆大，每服一两。水二盏半，先以水拌湿，候少时，煎至一盏，去渣，温服，待少时，美膳压之。

天麻半夏汤

治风痰内作，胸膈不利，头眩目黑，兀兀欲吐，上热下寒，不得安卧，遂处此方。云眼黑头眩，虚风内作，非天麻不能治，故以为君。偏头痛乃少阳也，非柴胡不能治；黄芩苦寒酒制炒，佐柴胡治上热，又为引用，故以为臣。橘皮苦辛温，炙甘草甘温，补中益气为佐。生姜、半夏辛温，以治风痰；白茯苓甘平，利小便，导湿热，引而下行，故以为使。不数服而见愈。

天麻一钱君　柴胡七分　黄芩五分酒制　橘皮七分去白　半夏一钱　白茯苓五分　甘草五分

上锉碎如麻豆大，都作一服。水二盏，生姜三片，煎至一盏，去渣，温服。

《中医经典文库》书目

一、基础篇

《内经知要》
《难经本义》
《伤寒贯珠集》
《伤寒来苏集》
《伤寒明理论》
《类证活人书》
《经方实验录》
《金匮要略心典》
《金匮方论衍义》
《温热经纬》
《温疫论》
《时病论》
《疫疹一得》
《伤寒温疫条辨》
《广温疫论》
《六因条辨》
《随息居重订霍乱论》
《濒湖脉学》
《诊家正眼》
《脉经》
《四诊抉微》
《察舌辨症新法》
《三指禅》
《脉贯》
《苍生司命》
《金匮要略广注》
《古今名医汇粹》
《医法圆通》

二、方药篇

《珍珠囊》
《珍珠囊补遗药性赋》
《本草备要》
《神农本草经》
《雷公炮炙论》
《本草纲目拾遗》
《汤液本草》
《本草经集注》
《药性赋白话解》
《药性歌括四百味》
《医方集解》
《汤头歌诀》
《济生方》
《医方考》
《世医得效方》
《串雅全书》
《肘后备急方》
《太平惠民和剂局方》
《普济本事方》
《古今名医方论》
《绛雪园古方选注》
《太医院秘藏丸散膏丹方剂》
《明清验方三百种》
《本草崇原》
《经方例释》
《经验良方全集》
《本经逢原》
《得配本草》
《鲁府禁方》
《雷公炮制药性解》
《本草新编》
《成方便读》
《药鉴》
《本草求真》
《医方选要》

三、临床篇

《脾胃论》
《血证论》
《素问玄机原病式》
《黄帝素问宣明论方》
《兰室秘藏》
《金匮翼》
《内外伤辨惑论》
《傅青主男科》
《症因脉治》
《理虚元鉴》
《医醇賸义》
《中风斠诠》
《阴证略例》
《素问病机气宜保命集》
《金匮钩玄》
《张聿青医案》
《洞天奥旨》
《外科精要》
《外科正宗》
《外科证治全生集》
《外治寿世方》

《外科选要》
《疡科心得集》
《伤科补要》
《刘涓子鬼遗方》
《外科理例》
《绛雪丹书》
《理瀹骈文》
《正体类要》
《仙授理伤续断方》
《妇人大全良方》
《济阴纲目》
《女科要旨》
《妇科玉尺》
《傅青主女科》
《陈素庵妇科补解》
《女科百问》
《女科经纶》
《小儿药证直诀》
《幼科发挥》
《幼科释谜》
《幼幼集成》
《颅囟经》
《活幼心书》
《审视瑶函》
《银海精微》
《秘传眼科龙木论》
《重楼玉钥》
《针灸大成》
《子午流注针经》
《针灸聚英》
《针灸甲乙经》
《证治针经》
《勉学堂针灸集成》
《厘正按摩要术》
《饮膳正要》
《遵生八笺》
《老老恒言》
《明医指掌》
《医学从众录》
《读医随笔》
《医灯续焰》
《急救广生集》

四、医论医话医案

《格致余论》
《临证指南医案》
《医学读书记》
《寓意草》
《医旨绪余》
《清代名医医案精华》
《局方发挥》
《医贯》
《医学源流论》
《古今医案按》
《医学真传》
《医经溯洄集》
《冷庐医话》
《西溪书屋夜话录》
《医学正传》
《三因极一病证方论》
《脉因证治》
《类证治裁》
《医碥》
《儒门事亲》
《卫生宝鉴》
《王孟英医案》
《齐氏医案》
《清代秘本医书四种》
《删补颐生微论》
《医理真传》
《王九峰医案》
《吴鞠通医案》
《柳选四家医案》

五、综合篇

《医学启源》
《医宗必读》
《医门法律》
《丹溪心法》
《秘传证治要诀及类方》
《万病回春》
《石室秘录》
《先醒斋医学广笔记》
《辨证录》
《兰台轨范》
《洁古家珍》
《此事难知》
《证治汇补》
《医林改错》
《古今医鉴》
《医学心悟》
《医学三字经》
《明医杂著》
《奉时旨要》
《医学答问》
《医学三信篇》
《医学研院》
《医宗说约》
《不居集》
《吴中珍本医籍四种》